*Manger
pour
mieux vivre*

Lina Pilote

Manger
pour
mieux vivre

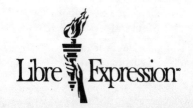

Libre Expression

Données de catalogage avant publication (Canada)

Pilote, Lina

Manger pour mieux vivre: le pourquoi et le comment
de l'alimentation: initiation à la cuisine alternative

Comprend des réf. bibliogr.

ISBN 2-89111-552-X

1. Cuisine santé.   2. Alimentation – Aspect hygiénique.
3. Alimentation – Besoins.   4. Cuisine végétarienne.
I. Titre.

TX551.P54 1992   613.2   C92-097275-6

Photo de la couverture:
STEPHAN POULIN

Maquette de la couverture:
FRANCE LAFOND

Photocomposition et mise en pages:
Composition Monika, Québec

© Éditions Libre Expression
2016, rue St-Hubert,
Montréal   H2L 3Z5

Dépôt légal:
4ᵉ trimestre 1992

ISBN 2-89111-552-X

Mise en garde

Ce livre a été écrit sans aucune prétention, dans le seul but de partager les connaissances acquises au fil des années par l'autodidacte que je suis.

En aucun cas, on ne doit utiliser le contenu de cet ouvrage dans un but curatif sans consulter un professionnel de la santé. Les soins dits de «médecine douce» mentionnés au fil du texte ne le sont que dans une perspective préventive, et en aucun cas ils ne peuvent être substitués aux traitements médicaux, chirurgicaux, pharmaceutiques ou autres.

L.P.

Remerciements

L'auteur remercie sincèrement tous ceux et celles qui lui ont permis de réaliser ce livre: Maurice Ferland pour la saisie de ce manuscrit imposant; Richard Gaudette pour la vérification de toutes les mesures; Nicole Pilote pour ses précieux commentaires tout au long de la rédaction du manuscrit; ses élèves, pour la confiance qu'ils lui témoignent alors qu'avec leur professeur ils expérimentent la cuisine alternative; Daniel Crisafi, naturopathe, pour son enseignement judicieux.

Enfin, l'auteur offre toute sa reconnaissance à ses enfants de qui elle a exigé tant de patience alors qu'elle travaillait à ce texte!

Table des matières

Quatrième partie
Mes recettes

Première partie

Dis-moi ce que tu manges...

CHAPITRE PREMIER

Manger, c'est bon!

Manger, c'est bon. Qui d'entre nous n'aime pas partager un bon repas avec sa famille ou avec ses amis. S'éterniser autour d'une table bien garnie, s'en retirer en défaisant la boucle de sa ceinture, est une expérience que nous connaissons tous.

Combien de fois me suis-je dit que la nature était injuste. Tout ce qui est agréable à notre palais ne convient pas nécessairement à notre corps! Autrefois, j'avais une difficulté monstre à digérer les petites douceurs, et, après les avoir consommées, c'était la bataille pour perdre les kilos emmagasinés.

Il faut manger tous les jours pour vivre, nous le savons. En général, nous préparons trois repas par jour, il est donc naturel que cette tâche devienne une préoccupation constante. Préparer des plats qui soient à la fois bons au goût et pour la santé tient souvent de l'exploit!

Si vous êtes comme moi, vous avez déjà quantité de livres de recettes dans la bibliothèque sur lesquels s'accumule la poussière. Vous êtes aussi abonnés à des magazines de cuisine et, de plus, vous ne manquez aucune occasion d'échanger de nouvelles recettes. Tous les moyens sont bons pour tenter d'améliorer vos talents culinaires. Peut-être avez-vous déjà suivi des cours de cuisine ou passé des heures en compagnie d'amis dans l'intention d'apprendre quelques secrets particulièrement au sujet d'une recette que vous aviez appréciée. Nous passons beaucoup de temps à devenir de meilleurs chefs cuisiniers, mais très peu à étudier la qualité des aliments, leur composition et leurs bienfaits sur notre santé. Règle générale, notre éducation en matière d'alimentation en est plutôt une d'apprenti cuisinier que d'apprenti nutritionniste! De plus, je suis prête à parier que le mot «nutrition» à lui seul vous fait mourir d'ennui. Je le sais, car c'était la même chose pour moi!

Avez-vous déjà essayé de lire la liste des ingrédients que contiennent les aliments que vous achetez? Et si vous l'avez fait, y avez-vous compris quelque chose? Je dois vous avouer que moi-même je ne prenais pas la peine de me renseigner avant d'y être contrainte, d'autant plus que même la plus petite énumération d'ingrédients contient tellement de mots incompréhensibles, qu'en les lisant on a plutôt envie de dormir que de comprendre.

Pourtant, un jour, j'ai dû apprendre à lire ces listes et à comprendre tous ces mots étrangers. Il y a cinq ans, j'y ai été obligée, compte tenu de la gravité de mon état de santé. Si je ne souhaite à personne pareille mésaventure, il n'en reste pas moins que cette situation tragique est à l'origine de toutes mes études en alimentation, études que vous pourrez mettre à profit dans votre vie, du moins je l'espère, sans par ailleurs avoir à connaître les difficultés que j'ai moi-même éprouvées.

Tout commença à la fin du mois d'août 1986. À cette époque j'avais 27 ans, 2 enfants âgés de 2 ans et de 3 ½ ans, un emploi très exigeant et, de plus, mon mari et moi étions en train de construire une maison.

Après un été très mouvementé et des vacances qui n'en avaient pas été pour moi, je me réveille une nuit souffrant de ce que l'on appelle communément une gastro. Mais au lieu de disparaître après 24 ou 48 heures, la fameuse gastro m'affligeait toujours un mois plus tard. C'est alors que j'ai décidé de consulter un médecin. Après avoir brièvement décrit mes symptômes, c'est-à-dire nausées constantes, faiblesse, étourdissements et surtout incapacité d'avaler quoi que ce soit, le médecin me fit passer une série d'examens. Un mois plus tard, au retour des vacances du médecin, je reçois enfin les résultats tant attendus. Diagnostic médical: rien d'anormal!

Médicalement parlant tout allait comme sur des roulettes et pourtant «moi» j'étais toujours malade. Dépassée par ce qu'elle constatait, la jeune femme médecin me recommanda de voir un gastro-entérologue. Aussitôt dit, aussitôt fait. J'obtiens un rendez-vous un mois plus tard. Le spécialiste me rassure tout de go en me disant que si, lui, ne trouve rien, c'est que je n'ai rien. J'ai vraiment été abasourdie par ces paroles puisque ce spécialiste ne savait encore rien de la nature de ma visite. Par contre, je dois avouer que je me suis sentie quelque peu soulagée en me disant que je faisais peut-être affaire avec Dieu le Père en personne! Bref, à sa demande, je lui décrivis enfin les symptômes qui m'accablaient. Après m'avoir écoutée d'une oreille distraite, il conclut que je souffrais d'angoisse. Carnet et stylo en main, il me griffonna rapidement une prescription qui me donnerait accès à la potion magique capable de guérir tous mes maux. Devant mon mécontentement, il ajouta ensuite que je devrais subir une gastroscopie juste au cas où... Deux semaines plus tard je me présente à ce rendez-vous. Résultat: rien d'anormal!

En revenant à la maison, je repensais à tout cela. «Il n'y a rien d'anormal et pourtant est-ce normal de ne rien pouvoir digérer?»

Deux mois s'étaient écoulés depuis le dernier examen. J'avais perdu beaucoup de poids. Insatisfaite des résultats obtenus jusque-là, je décide de consulter un autre médecin. Et je répète le récit de mon histoire et me prête à une nouvelle série d'examens médicaux pour obtenir comme résultat: «Tout est beau.»

Le deuxième spécialiste m'avait semblé très sympathique et consciencieux, me recommandant fortement de prendre des vacances et de me distraire. Tout tombait bien, c'était la période des fêtes et le temps ou jamais de prendre un congé.

Nous partons donc pour deux semaines dans nos familles à la campagne. L'air pur, la montagne, la famille pour s'occuper des enfants, que fallait-il de plus pour me remettre d'aplomb? Malheureusement, rien de tout cela n'a réussi à me faire avaler plus d'une bouchée.

Au retour des vacances, je ne pesais plus que 93 livres, ce qui était nettement au-dessous de mon poids normal. J'étais la proie de fréquents maux de tête, et pour ainsi dire, j'avais mal partout.

J'avais cependant remarqué que lorsque je n'avalais aucun solide et que je buvais beaucoup d'eau pure dans la journée, je me sentais beaucoup mieux. J'adoptai donc ce régime, ou plutôt ce «jeûne», que je poursuivis pendant trois semaines. Cinq mois s'étaient écoulés depuis le début de ma mystérieuse maladie. Je maigrissais sans cesse. Je devenais de plus en plus convaincue que j'allais y laisser ma peau si je ne faisais rien.

Un matin, je me suis réveillée en pleine forme. J'avais l'impression d'avoir été inspirée pendant mon sommeil. J'enfilai mon manteau sans savoir exactement où j'allais. Je me suis retrouvée dans un magasin d'aliments naturels, où une conseillère m'a aidée à choisir quelques aliments et un livre sur l'alimentation. À ma grande surprise, après seulement une semaine, je digérais facilement tous ces nouveaux aliments naturels. Je savais que j'étais maintenant sur la bonne voie, celle d'une alimentation SAINE ET NATURELLE. J'allais m'en sortir!

À partir de ce moment-là, j'avais une soif d'apprendre insatiable. Je voulais tout savoir au sujet des médecines de nos grands-mères. J'ai écrit ce livre dans l'intention de partager avec vous toutes les connaissances acquises pendant cette période de recherches. Mon but n'est pas d'essayer de vous convaincre et encore moins de vous convertir au végétarisme. Loin de là. Je veux tout simplement vous offrir une approche alternative que vous pourrez adapter graduellement à vos habitudes alimentaires et à vos goûts.

Pour recouvrer la santé, j'ai dû modifier radicalement ma façon de m'alimenter, mais vous n'êtes pas obligés de modifier la vôtre de façon aussi drastique. Les renseignements que vous trouverez dans ces pages vous permettront tout simplement d'améliorer votre alimentation.

Entre autres choses, vous obtiendrez, dans les première et deuxième parties de ce livre, des réponses aux questions que vous vous posez sur l'alimentation. Les différents sujets proposés traitent de ce que l'on mange, du pourquoi et du comment de l'alimentation de même que des aliments vedettes. Dans la dernière partie, je vous propose quelques recettes que j'ai expérimentées dans le cadre de ma vie familiale quotidienne. Étant donné que, tout comme vous, je n'ai pas envie de passer de longues heures près du four, j'ai donc conçu des recettes équilibrées, faciles à préparer et qui ne requièrent que peu de votre temps.

Grâce à cette nouvelle approche, vous pourrez profiter des bienfaits d'une bonne et saine alimentation tout en épatant vos convives. Cette façon différente de vous alimenter vous permettra de développer, de façon intéressante, de nouveaux talents culinaires!

CHAPITRE 2

Ce que l'on mange

Avant de se demander si l'on doit changer quoi que ce soit à la façon de se nourrir ou avant d'adopter aveuglément certaines théories alimentaires à la mode ou certains régimes supposément miraculeux, il faudrait peut-être d'abord évaluer ce qui constitue notre alimentation de base et ensuite décider s'il y a lieu de la modifier.

En regardant de près ce que l'on mange on en apprend beaucoup sur la valeur des aliments et c'est là, à mon avis, une connaissance précieuse, voire prioritaire. Trop souvent, on s'emballe face à de grandes réformes de l'alimentation ou encore face à des régimes sans vraiment en connaître toutes les conséquences. Faisons donc, ensemble, le tour de notre «panier à provisions» et voyons ce que nous en apprendrons.

LA VIANDE

Commençons d'abord par établir quel pourcentage de votre consommation représente la viande. Combien de repas à base de viande, sous toutes ses formes, consommez-vous pendant une semaine? D'après vous, est-ce trop ou pas assez?

La plupart d'entre nous mangent de la viande principalement à cause de sa valeur protéinique et tous, sur ce point, ont raison car les protéines sont vitales: elles constituent les matériaux de construction et de réparation de notre organisme. Les protéines, constituants essentiels de nos cellules, sont présentes dans chacune d'elle. La molécule de protéines est en fait une juxtaposition de substances azotées nommées «acides aminés». C'est par l'action de certains sucs digestifs tels que la pepsine, la trypsine et l'érepsine qu'il peut y avoir une fragmentation des protéines en acides aminés au cours de la digestion. Les substances azotées contiennent du carbone, de l'oxygène, de l'hydrogène et de l'azote.

Les principales fonctions biologiques des protéines sont les suivantes:

1. Elles participent au phénomène du renouvellement des cellules et au remplacement des cellules usées ou détruites.

2. Elles contribuent à la formation des hormones.

3. Elles jouent un rôle important durant la croissance.

Notre besoin quotidien approximatif en protéines se situe autour de 25 g pour les enfants, 45 g pour les femmes et d'environ 55 g pour les hommes. D'après le Dr Heegsted de l'Université de Harvard, le Dr Bricker de l'Université de l'Illinois et de leurs collègues, environ 30 g de protéines animales ou végétales, par jour, couvrent suffisamment les besoins d'un adulte.

Or, les Américains en consomment de façon générale de six à huit fois plus que l'organisme est capable d'en assimiler. Tout excès de protéines produit dans l'organisme des résidus acides (dont l'acide urique) qui surchargent et irritent le foie et les reins provoquant ainsi certaines maladies, notamment les rhumatismes. Pour éliminer tout excès de protéines, les reins utiliseront une grande quantité de calcium, ce qui entraînera une perte de calcium osseux ayant comme résultat l'ostéoporose et la formation de calculs rénaux.

Il est pratiquement impossible de manquer de protéines si un individu en bonne santé se nourrit d'aliments sains, vivants et non transformés.

Toutes les protéines sont d'abord de source végétale et leur transformation en protéines animales ne leur donne pas de qualités particulières. L'animal transforme l'énergie alimentaire qu'il consomme. Par exemple, le bœuf, qui mange 10 kg de protéines végétales sous forme de grains, nous en redonnera 500 g seulement sous forme de viande, c'est-à-dire 20 fois moins. Ainsi le rendement énergétique n'atteint guère plus de 20 %.

Examinons maintenant ce que contient le morceau de viande que l'on vient de déposer dans notre panier à provisions.

Vous êtes sans doute d'accord avec moi pour dire que, de nos jours, travail égale rentabilité. Il en va de même pour les producteurs de viande. C'est à partir de l'après-guerre, autour des années 45, alors que l'on cherchait à augmenter la production de viande et de produits laitiers, que vint l'idée des antibiotiques et des hormones. Essayer d'élever un grand nombre d'animaux dans un minimum d'espace était impensable à cause des fortes possibilités de développement des maladies infectieuses. Grâce à ces découvertes les éleveurs font d'une pierre deux coups, ils préviennent les maladies tout en stimulant la croissance des animaux grâce aux hormones. Une telle technique engendre des revenus plus intéressants pour le producteur. Pour des raisons méconnues, les antibiotiques que l'on fait ingérer aux animaux augmentent leur taux de croissance et permet de réduire la quantité de nourriture dont l'animal a besoin pour atteindre sa pleine maturité.

Les veaux sont privés de leurs mères dès qu'ils ont bu leur colostrum. Ils sont généralement sevrés avec du lait en poudre dans lequel on a ajouté du gras, comme du suif, pour remplacer le gras naturel du lait de la vache. Après une certaine période qui varie de quatre à sept mois, on considère que le veau est prêt pour être nourri à la moulée dans l'étable. À partir de ce moment-là, le veau est soumis à ce que l'on appelle un élevage intensif pour une production plus rapide. Cette méthode d'élevage peut perturber le métabolisme des animaux, causant plusieurs affections des voies respiratoires et la colibacillose. La bactérie responsable de la colibacillose vit normalement dans les intestins mais peut aussi s'emparer de différents tissus et organes. Au-delà de 50 % des veaux risquent de mourir de cette terrible maladie. Pour remédier à ce problème, parfois désespérant pour les éleveurs, on fait appel à l'industrie pharmaceutique. Par conséquent, on enrichira le lait reconstitué d'antibiotiques divers. En vue d'accélérer la prise de poids chez la bête, on lui administrera des stéroïdes, des sulfamides et en plus, dans le cas du bœuf, de la testostérone qui est une hormone mâle. Tous ces produits se retrouvent sous forme de résidus dans la viande, et ne sont pas sans effet pour ceux qui en consomment.

La viande de porc et ses dérivés

Même si l'on entend peu parler de la trichinose, elle existe toujours. C'est la trichine qui en est responsable. C'est un ver parasitaire qui vit à l'état adulte dans l'intestin du porc et de l'homme, et, à l'état de larves, il se loge dans les muscles. La plupart du temps les gens qui contractent une infection aux trichines ne le savent même pas. En effet, d'après leur analyse sanguine, 7 personnes sur 10 utilisant des produits porcins ont des anticorps aux parasites dans le sang sans même le savoir. Le pire, c'est qu'à la longue les personnes ayant contracté cette infection seront aux prises à vie avec des substances inflammatoires et des toxines issues du parasite habitant dans les muscles. Les larves de la trichinose peuvent aussi se retrouver dans la viande de bœuf à la suite de l'utilisation de contenants ou d'ustensiles contaminés.

Les dérivés du porc tels que la saucisse, le boudin, la tête fromagée, la graisse de rôti, les cretons, le jambon et le bacon ne sont certainement pas des aliments de premier choix. D'abord ils sont beaucoup trop gras et contiennent une grande quantité de cholestérol. La plupart de ces produits ont été traités au nitrite pour qu'ils puissent conserver leur saveur et une couleur agréable. En ce qui concerne les saucisses à hot dog et les charcuteries, ni vous ni moi n'aurions jamais acheté ces aliments s'ils n'avaient pas été triturés, mélangés, aromatisés et ensuite fumés. Un kilogramme de viande fumée contient autant de benzopyrène que 600 cigarettes. Le benzopyrène est une substance qui provoque le cancer. D'après un test de laboratoire, il a été démontré que des souris ayant ingéré du benzopyrène développèrent la leucémie et des tumeurs dans l'estomac. En usine, pour éviter la multiplication accélérée des micro-organismes provoquant la putréfaction, on travaille à une température très basse. Cependant, le froid ne détruit pas les bactéries, il ne fait que ralentir le processus de multiplication. Ces bactéries, sans toutefois être toxiques, entraînent très souvent des troubles de l'estomac et des intestins. Alors nous associerons ces malaises à notre gourmandise au lieu de les associer directement à la qualité de la nourriture ingérée.

LES SUBSTITUTS DE VIANDE

La volaille

Les poulets sont entassés les uns sur les autres en attendant d'être abattus et ensuite transportés dans les comptoirs des épiceries. De telles conditions favoriseront sûrement les maladies infectieuses. La volaille et les autres viandes destinées à la consommation sont souvent infestées par des micro-organismes intestinaux, dont, principalement, les colibacilles qui viennent directement de l'animal. On y remédie à l'aide d'antibiotiques. La volaille est souvent responsable de la salmonellose, cette toxi-infection alimentaire caractérisée par divers problèmes tels que la diarrhée, des vomissements, des frissons accompagnés de fièvre et de crampes abdominales. Souvent les symptômes apparaissent de 7 à 72 heures après l'ingestion de l'aliment contaminé.

Les œufs

En 1950, une poule pondait environ 200 œufs par année. En 1970, grâce à l'évolution de la technologie moderne caractérisée par une alimentation additionnée d'hormones de croissance et d'antibiotiques, puis à l'attention spéciale portée à la génétique, la poule donnera 250 œufs par année. Sans pouvoir fournir de preuves scientifiques, on suppose très fortement qu'il existe une relation entre la leucémie chez l'humain et la leucose des poules. Les leucoses ont une symptomatologie superposable à celle des leucémies, elles ont le même pronostic. Les œufs peuvent également provoquer des allergies alimentaires accompagnées de certains symptômes: maux de tête, urticaire ou vertiges. Il est possible de souffrir d'un ou de plusieurs symptômes à la fois, qui disparaîtront dès que les œufs ne feront plus partie du régime alimentaire.

Les poissons et les similis fruits de mer

Étant donné la pureté des eaux dans laquelle vivent les poissons, on peut se poser de sérieuses questions au sujet de leur bienfait sur notre organisme!

Quoi que l'on puisse penser, les poissons aussi peuvent être gras. Voici une liste de poissons gras les plus connus: morue charbonnière, anguille, hareng, maquereau, les saumons de l'Atlantique, du Pacifique, argenté, rose, royal et rouge, sardines, thon, turbot, omble de l'Arctique, barbotte, laquaiche aux yeux d'or, cisco, truite grise, esturgeon. Énumérons maintenant ceux qui sont maigres: morue et morue grise, brosme, plie, aiglefin, merlu, flétan, goberge, sébaste, éperlan, sole, bar blanc, lotte, carpe, meunier, perchaude, doré jaune, brochet, sandre canadien, éperlan, poulamon.

Les crustacés, ou fruits de mer, pour leur part, sont chargés de cholestérol et ne sont pas recommandés. Que devons-nous penser, des similis fruits de mer? Plusieurs étapes sont nécessaires à leur préparation. Premièrement, on choisit les poissons qui serviront à la transformation. Dans les industries, on préférera surtout le goberge parce qu'il est disponible en grande quantité et à un prix relativement bas, toutefois on pourra aussi utiliser des petites morues. Il faut d'abord nettoyer les poissons, c'est-à-dire leur enlever la tête, les viscères et les arêtes, puis ensuite ils seront hâchés et lavés plusieurs fois à l'eau salée. De cette façon, le gras, le sang et les protéines solubles seront enlevés, ce qui éliminera les problèmes de détérioration pendant l'entreposage. Le mélange qui reste est soumis à une déshydratation partielle pour permettre à la chair de retrouver son degré d'humidité original. De plus, on ajoutera des agents stabilisants (additifs) qui permettront à cette chair de conserver toute sa fraîcheur pendant la congélation. On ajoute aussi de l'eau et une multitude d'autres ingrédients pour donner texture et saveur aux produits. En général, on utilise du sel, de l'amidon, du blanc d'œuf, du glutamate monosodique, des assaisonnements, des extraits de molusques ou de crustacés, parfois on ajoutera un certain pourcentage (30 %) de vraie chair de fruit de mer et pour finir un colorant artificiel. À partir de la pâte ainsi obtenue, on procédera au modelage et ensuite à la congélation. Les similis fruits de mer que l'on trouve sur le marché nous viennent, en bonne partie, directement du Japon. Quoique le prix soit moins élevé que celui des vrais fruits de mer, il reste que c'est encore trop onéreux pour la qualité du produit fini.

La liste des aliments que nous venons d'examiner n'est pas exhaustive, mais je pense que le portrait qui en résulte suffit pour que l'on puisse tirer certaines conclusions ou du moins s'interroger. Peut-être devrions-nous abolir ce vieux mythe qui est «mange ta viande, tu vas grandir» et nous contenter de savoir que la viande n'est pas toujours le meilleur aliment qui soit! Il est évident, qu'à première vue, il peut sembler très difficile d'éliminer complètement ce type d'aliments de son régime alimentaire, cependant pour minimiser certains de leurs effets néfastes, il suffit d'en diminuer la consommation et de s'orienter vers une qualité de viande certifiée biologique.

Nous savons aujourd'hui que la qualité des protéines n'est pas uniquement attribuable à leur provenance animale mais à la quantité d'acides aminés qu'elles renferment. Les protéines végétales tout comme les protéines animales contiennent les 22 acides aminés dont les 8 acides aminés essentiels. Toutefois, il faut associer les aliments pour compléter les protéines. Les acides aminés essentiels sont indispensables pour l'organisme qui ne peut les synthétiser. Nous les appelons: isoleucine, leucine, lysine, méthionine, phénylalamine, thréonine, tryptophane, valine. On les trouve en grande quantité dans différents aliments du règne végétal tels le tempeh, le seitan, le miso, les algues et dans certains suppléments alimentaires comme la spiruline, le pollen, la levure alimentaire et la gelée royale.

Les protéines végétales sont bien pourvues en hydrates de carbone qui renferment toute une gamme de nutriments importants dont des vitamines, telles que la B et la E, et des minéraux comme le calcium, le fer et le magnésium. Serait-ce pour cette raison que l'on a choisi les protéines végétales comme aliment de base du régime des animaux en élevage industriel? Bien que les protéines soient indispensables à la croissance et à l'entretien des tissus de notre laboratoire humain, les hydrates de carbone, pour leur part, constituent la principale source d'énergie pour notre organisme. Les hydrates de carbone se trouvent en abondance dans les végétaux, alors qu'ils sont en quantités infimes dans la viande.

Le Dr Irving Fisher mena une étude auprès de deux groupes d'individus. Le premier était constitué d'athlètes de l'Université Yale aux États-Unis et le deuxième de végétariens du Baule Creek Sanatorium. L'étude portait sur l'endurance physique des individus. On demanda aux participants de tenir les bras allongés. Il y a eu 2 consommateurs de viande qui ont tenu seulement 15 minutes alors que 15 des 32 végétariens ont tenu 1 heure, 4, 2 heures et 1 a réussi à tenir pendant 3 heures 20 minutes. Plus tard, au cours de ses recherches le Dr Fisher constata que lorsqu'il diminuait la quantité de protéines de 20 %, il augmentait l'endurance physique des participants de 33 %.

Les protéines végétales contiennent aussi beaucoup de fibres dont le rôle est d'activer le transit intestinal favorisant ainsi la lutte contre diverses pathologies alimentaires dont le cancer de l'intestin. Les protéines animales, pour leur part, sont dépourvues de fibres. Au cours de la digestion, les protéines animales se putrifient dans notre organisme sous l'action des bactéries qui se multiplient en l'absence d'oxygène. Or, ces mêmes bactéries, lorsqu'elles s'attaquent aux protéines du règne animal, produisent diverses substances qui peuvent nous être toxiques.

COMMENT COMPLÉTER LES PROTÉINES AVEC LES VÉGÉTAUX

Pour que la synthèse des protéines puisse avoir lieu dans la cellule, il est très important et même indispensable que tous les acides aminés essentiels soient présents en même temps. Si l'un des acides aminés manque, la synthèse des protéines ne pourra pas se faire, même si l'on en a ingéré une grande quantité.

Les protéines incomplètes peuvent se compléter et devenir aussi efficaces. Prenons par exemple les céréales et les graines qui sont pauvres en isoleucine et en lysine et les légumineuses qui, pour leur part, sont pauvres en tryptophane et en acides aminés soufrés. On comprendra à partir de ces carences, pourquoi les protéines des céréales ou des graines, dans un premier temps, et les protéines des légumineuses, dans un deuxième temps, se complètent mutuellement. Étant donné que leurs carences sont exactement inversées, elles s'équilibrent parfaitement lorsqu'on les combine et deviennent des protéines végétales de haute valeur biologique. D'où l'importance de combiner les céréales et les légumineuses, les graines et les légumineuses, les noix et les céréales, puis les céréales et les verdures.

D'après les Drs Bressani et Behar de l'Institut de nutrition de l'Amérique centrale à Panama, du point de vue nutritionnel, les protéines d'origine animale ne sont nullement supérieures aux protéines d'origine végétale.

Si vous avez envie de substituer une part de votre consommation de viande par d'autres aliments, tout aussi bénéfiques pour l'organisme, je vous suggère différents substituts d'origine végétale dont on reparlera plus loin, comme les légumineuses, les noix, le tofu...

LES PRODUITS LAITIERS

Maintenant que nous avons déterminé quelle quantité de viande ou de substitut de viande nous avons dans notre panier à provisions, nous allons maintenant nous arrêter à la quantité de produits laitiers que nous consommons.

Vous est-il déjà arrivé de vous demander pourquoi nous consommons des produits laitiers? Et bien moi, oui, je me suis souvent posé la question. J'ai ensuite fait une constatation étonnante: nous, les humains, sommes les seuls de la race animale à boire le lait d'un autre animal! À la suite de cette constatation, je me suis posé bien d'autres questions. Pourquoi les femmes enceintes doivent-elles boire beaucoup de lait? A-t-on déjà vu une vache boire du lait pendant sa période de gestation? Comment expliquer que plus de la moitié de la population mondiale ne consomme pas de produits laitiers sans être mal en point pour autant? De plus, seuls les humains boivent encore du lait à l'âge adulte?

À notre époque, certains bébés naissent avec un taux de cholestérol anormalement élevé dû à une surconsommation de lait pendant la grossesse de la mère. Le lait contient environ 87 % d'eau, 80 % de protéines, des lipides provenant en grande partie des triglycérides dont 60 à 70 % d'acides gras saturés, de 25 à 30 % d'acides gras monoinsaturés et de 2 à 5 % d'acides polyinsaturés.

On y trouve aussi des glucides, notamment le lactose dont la proportion varie de 4,6 à 4,9 %. Il contient quelques vitamines dont la vitamine A, la vitamine D ajoutée, un peu de fer et trop de calcium.

Le lait renferme aussi des matières indésirables pour notre santé telles que les pesticides, les insecticides, les herbicides, le strontium 90, qui est un élément des retombées radioactives, les retombées des émanations gazeuses ainsi que les fumées industrielles, les antibiotiques des germes microbiens (maladie de la vache) et bien d'autres. S'il y avait consommation de fourrage moisi par l'animal, on pourrait y trouver la présence d'aflatoxines dangereuses. Le lait peut aussi être porteur de salmonelles.

Le lait de vache est commercialisé sous différentes formes: lait pasteurisé, lait homogénéisé, lait stérilisé, lait concentré et lait en poudre.

La pasteurisation est un procédé qui consiste à chauffer le lait entre 62° et 90°C ce qui détruit certains germes sensibles à la chaleur. Cependant, la pasteurisation occasionne aussi une perte en vitamines B et C. L'homogénéisation se fait en général après la pasteurisation à une température d'environ 70°C. Elle rend les lipides et les protéines plus faciles à digérer en fractionnant les globules gras et les micelles de protéines qui, par la suite, seront plus facilement attaqués par les sucs gastriques.

Vient ensuite la stérilisation. Les laits qui sont stérilisés le sont à une température élevée. Il y a destruction des germes mais aussi des vitamines et également une appréciable dégradation des protéines.

Voici maintenant comment on procède pour obtenir du lait concentré et du lait en poudre. La concentration se fait après la pasteurisation et l'homogénéisation par l'évaporation sous pression entre 50° et 60°C. Il y a une perte de vitamines B. S'il est sucré, on y ajoutera du sirop de sucre dans des proportions différentes qui varient de 15 à 46 % pendant l'évaporation. Le lait en poudre s'obtient après la pasteurisation et après avoir atteint une certaine concentration. La méthode la plus couramment employée est la pulvérisation ou l'atomisation. Cette méthode garde assez bien les qualités nutritives du lait grâce à sa rapidité et à la basse température du séchage. Le lait en poudre rancit vite et il ne contient plus de vitamines A et D.

Un dérivé du lait: le fromage

Le fromage, tout le monde le sait, n'est pas un aliment qui est frais. On le fabrique en plusieurs étapes. D'abord on coagule le lait avec de la présure (on trouve maintenant de la présure végétale). On le brasse, on cuit ensuite la caille, puis on l'égoutte et l'on recueille le fromage. Après ces opérations, on laisse vieillir le fromage. Dès que les protéines du lait sont coagulées, on note une perte considérable de nutriments: la vitamine C y est présente à l'état de trace seulement, on a perdu près de 90 % de niacine, 85 % de thiamine, 75 % de riboflavine, 25 % des protéines, et il ne reste que les deux tiers du calcium. Il est à noter que les fromages blancs à la crème ne sont pas fermentés donc ils ne contiennent pas de présure. Cependant, pour qu'ils soient sains, il faudrait tout d'abord qu'ils soient débarrassés des organismes indésirables qui proviennent du lait.

Au cours de l'affinage des fromages, il se produit des réactions chimiques. Il se développe des bactéries, des moisissures et des enzymes qui, tout au long de l'affinage, brisent les molécules des protéines et celles des lipides pour former des sous-produits toxiques tels que des cétones, de l'amoniac et des amines dont la tyramine qui élèvera la pression sanguine, accélérera les battements du cœur et contractera les vaisseaux sanguins. La tyramine jouera aussi un rôle important dans le déclenchement des migraines. La consommation régulière de fromage riche en matières grasses favorisera les problèmes cardio-vasculaires.

Le beurre

Le beurre est fabriqué à partir de la crème. Il contient environ 85 % de matières grasses, 13 % d'eau, 0,96 % de

caséine et de sels, 0,20 % de lactose. Il participe activement à la formation de cholestérol à cause de sa forte
concentration en gras saturés.

Il est difficile de croire que les produits laitiers peuvent être la cause de certaines allergies. On définit une
allergie comme un changement d'état dû à une substance
ingérée par l'organisme. Selon l'intensité de la réaction
allergique, on la qualifiera d'intolérance ou d'hypersensi-
bilité ou bien encore d'une allergie franche. Les gens qui
manifesteront une intolérance aux produits laitiers seront
incapables de digérer ou d'absorber les divers composants du produit ce qui s'explique en général par un
manque d'enzymes digestives dans notre système.

Le lactose

Le lactose est le sucre du lait, donc la principale source
d'hydrate de carbone. Le lactose est souvent responsable
des intolérances aux produits laitiers, car il se digère sous
l'effet de la lactase, une diastase qui convertit le lactose
en glucose. Des millions de personnes ne possèdent plus
de lactose dans leur système après la période de sevrage,
ce qui explique l'apparition de différents symptômes pro-
blématiques tels que l'irritation des voies digestives, les
flatulences et les formations d'acides tels que l'acide
lactique et l'acide acétique. Il peut être intéressant de
savoir que différents problèmes digestifs peuvent tout
simplement être reliés à une production intestinale de
lactase insuffisante, ce qui occasionnera des crampes, des
diarrhées, des nausées et des vomissements, ou seulement
des vomissements, des fièvres, des douleurs abdominales
ou des pertes de poids.

On a constaté que 80 % de la population mondiale ne
fabrique pas suffisamment de lactase, ce qui revient à
dire que tous ces gens font de l'intolérance aux produits
laitiers. La plupart de ces individus se trouveront complètement rétablis de leurs malaises lorsqu'ils auront cessé
l'absorption des produits laitiers. Nous pouvons facilement vérifier notre intolérance au lactose tout simplement en supprimant la lactase, sous toutes ses formes, de

notre régime alimentaire, pour une période de deux semaines environ. Après cette période de temps, il faudra
boire deux verres de lait à jeun le matin. S'il y a intolérance, nous verrons apparaître les symptômes déjà mentionnés.

Les réactions allergiques

Les réactions allergiques ou l'allergie franche se manifestent le plus souvent par des selles diarrhéiques à répétition. Plusieurs réactions connues font partie de cette liste:
acné, asthme, anémie, bronchite, brûlures d'estomac,
cernes brunâtres autour des yeux, colique, crampes, colite, constipation, congestion des sinus (sinusite, nez bou-
ché), diarrhée, eczéma, énurésie, écoulement du nez, flatulence, hyperactivité, manque d'appétit, maux de gorge,
migraines, maux de tête, otites, pâleur, pneumonies répé-
tées, saignement du rectum ou sang dans les urines, urticaire, ulcères buccal et stomacal, vomissement (vomissement de sang).

Les réactions allergiques aux produits laitiers ne se
manifestent pas nécessairement immédiatement après les
avoir ingurgités. Elles peuvent survenir quelque temps,
voire même plusieurs jours après l'ingestion. Il ne faut
surtout pas s'alarmer si vous avez un ou plusieurs des
symptômes qui sont rattachés à l'intolérance aux produits
laitiers, cela ne veut pas dire que vous faites nécessairement une allergie franche. Soyez à l'écoute de votre
corps, diminuer votre ration de produits laitiers et obser-
ver les réactions qui s'ensuivent. Si vous vous sentez
mieux, c'est qu'il peut y avoir une intolérance. Rappelez-
vous que la modération a toujours bien meilleur goût et
bien meilleur effet. Rappelez-vous aussi que tous les
petits Asiatiques ne consomment aucun produit laitier et
pourtant ils ont l'air tout à fait en santé.

LE SUCRE...

On a longtemps considéré le sucre comme étant une petite douceur et encore de nos jours il est resté l'ami de

notre palais. On associe souvent le sucre à l'affection ou encore à la récompense. Combien de fois n'a-t-on pas entendu: «Viens voir grand-maman, elle va te donner un bonbon ou bien encore, vide ton assiette sinon pas de dessert.» D'après les statistiques, au Canada, en 1850, chaque personne consommait environ 4,5 kg de sucre par année et aujourd'hui elle en mange jusqu'à 60 kg par année.

On trouve du sucre presque partout: dans les marinades, les desserts commerciaux, la gélatine aromatisée, le chocolat et ses dérivés, la crème glacée, les poudings à préparation rapide, les biscuits, les bonbons, la gomme à mâcher, les boissons gazeuses, les boissons aux fruits, les céréales raffinées, les confitures, sans oublier le miel, la mélasse, le sirop d'érable, le sirop de maïs, les mélanges préparés pour muffins ou crêpes et l'on pourrait continuer l'énumération pendant des pages et des pages.

Les sucres appelés aussi «les glucides» sont constitués par des molécules d'hydrates de carbone. On distingue les sucres simples (monosaccharides) et les sucres composés (polysaccharides) selon le nombre d'éléments qui les composent. Les sucres simples se trouvent dans les fruits ou leur jus et dans le sucre raffiné, le miel, le sirop, la mélasse, etc., et les sucres composés dans les amidons, comme les céréales à grains entiers, les légumineuses, les tubercules, etc. Seuls les sucres simples sont directement absorbés par la paroi intestinale. Les sucres composés, pour leur part, doivent être défaits à l'aide des enzymes digestives et ce, dès leur entrée dans la bouche, avec la ptyaline qui est une enzyme présente dans la salive. D'où l'importance d'une bonne mastication. Après leur fragmentation de sucres composés en sucres simples (glucose), ces sucres sont absorbés au niveau intestinal pour être transportés par le sang au niveau du foie. Le glucose deviendra du «glycogène» qui constitue la source d'énergie indispensable au fonctionnement des cellules du corps humain et à l'activité normale du corps.

L'insuline pancréatique est une hormone qui contrôle le métabolisme glucidique. L'insuline permet au glucose qui est transporté dans le sang de pénétrer dans les cellules. Si, toutefois, la présence d'insuline devait être insuffisante, le sucre s'accumulerait dans le sang, ce qui aurait comme résultat de produire le diabète.

Certains enfants ont été habitués très jeunes à consommer du sucre: le lait sucré dès les premiers biberons ou la tétine trempée dans le miel. Contrairement à ce que l'on pourrait penser, le sucre raffiné est loin d'être un aliment nutritif, il agit dans notre organisme comme un véritable poison. Il acidifie notre système et devrait être fortement déconseillé aux arthritiques et aux rhumatisants. Le sucre blanc est totalement dépourvu des minéraux et des oligo-éléments qui sont présents dans le jus de la canne à sucre. De plus, il cause une véritable dépendance dont il est très difficile de se débarrasser. Avoir toujours le goût de manger du sucre signifie que notre alimentation est déficiente en protéines, en hydrates de carbone et en huiles végétales. Ainsi les «becs sucrés» auront des carences en protéines, en vitamines du groupe B, en calcium, qui est essentiel à l'absorption de la vitamine B_{12}, et en fer. De plus, le sucre entrave et diminue la capacité des globules blancs de neutraliser des substances non désirées (toxiques) qui s'infiltrent dans le sang. Il affaiblit également le système immunitaire et participe activement au développement des caries dentaires, de l'acnée, du cancer, surtout celui du colon, des maladies coronariennes et bien sûr à celui de l'hypoglycémie et du diabète. Le sucre épuise le foie et le pancréas, et décalcifie les os (ostéoporose). Son action dilatatrice est une cause fréquente de constipation et de troubles rénaux tandis que son action d'activateur rapide des fermentations détruit l'équilibre de la flore intestinale.

Souvent la consommation abusive de sucre entraîne un excès calorifique qui résulte en un dépôt d'acides gras sous forme de mucosités dans le système cardio-vasculaire qui provoquent de l'hypertension et de l'arythmie. Fréquemment ses mucosités se déposent aussi sur divers autres organes comme la gorge, les sinus, les poumons, etc., pouvant ainsi causer divers troubles et créer un état précancéreux. Notre système nerveux et notre cerveau sont aussi affectés par une consommation de sucre: les pertes de mémoire, le manque de concentration et l'indécision en sont des exemples communs.

Chez le nouveau-né, la saccharase, enzyme nécessaire à la digestion du sucre dans l'intestin grêle, est totalement absente. Cette enzyme apparaît normalement après quelques semaines de vie, mais la production en est nettement insuffisante si l'enfant absorbe une bonne quantité de sucre comme les jus de fruits sucrés, les biberons avec ajout de miel, les purées additionnées d'un sucre quelconque ou encore les biscuits de dentition. Étant donné l'insuffisance d'enzymes, le corps demandera l'aide des bactéries du colon et de l'intestin grêle. À partir de là, le sucre devient le carburant des champignons pour donner différents symptômes tels que les ballonnements, les coliques et les diarrhées. Les champignons qui vont croître se manifestent par des troubles comme le muguet ou l'inflammation de la vulve, de l'anus ou du gland. Ils atteindront les aisselles et les plis de l'aine, ou encore ils s'attaqueront aux plis entre les doigts ou tout simplement ils s'installeront aux ongles. La consommation combinée de sucre et de lait de vache, très courante, est particulièrement nocive pour la santé. Cette combinaison semble activer l'hormone de croissance appelée somatotrophine. Cela peut s'expliquer comme suit: le pancréas est stimulé dans son activité métabolique ce qui engendre un besoin accru d'hydrates de carbone. Cependant la fixation des hydrates de carbone est bloquée par le contenu en acides gras libres du lait. L'influence de cette mauvaise combinaison «sucre/lait» exercée sur la somatotrophine permettrait d'expliquer le développement rapide des enfants qui en font une forte consommation.

Tous nos organes et toutes nos fonctions sont affectés par la consommation de sucre, c'est une véritable drogue, une drogue douce dira-t-on, mais une drogue tout de même. La consommation simultanée et à long terme de viande ou de substituts de viande, d'œufs, de sel et de sucre créera des tensions nerveuses et un comportement très impulsif qui pourrait conduire à des actes souvent violents et incontrôlés.

Il est évident qu'il n'est pas plus indiqué de remplacer 1 kg de sucre par 1 kg de miel, de mélasse, de sirop d'érable ou de sucre brut. Même si l'on y a conservé quelques vitamines et minéraux, il reste que la modération a toujours sa place!

ET LES ÉDULCORANTS...

Dans les pays industrialisés, une bonne partie de la population se bat pour tenter de maigrir ou de rester mince. En tout temps, les personnes concernées recherchent des aliments au goût satisfaisant, mais sans l'apport calorifique qu'occasionnent les sucres. Cette réalisation a été possible grâce à la découverte des ÉDULCORANTS. Cependant, peut-on affirmer que cette découverte est absolument inoffensive?

L'édulcorant de synthèse le plus utilisé actuellement dans les pays occidentaux a été découvert en 1965 par le chimiste J.M. Schlatter de Chicago. Il s'aperçut qu'un composé qu'il venait de synthétiser à partir de deux acides aminés avait un goût particulièrement sucré. Il s'agissait de l'aspartylphénylalanine méthylester d'où son nom d'aspartame. Son pouvoir sucrant est 200 fois plus élevé que celui du saccharose (sucre de table).

Étant donné qu'aucun effet cancérigène n'avait été signalé, on mit le produit sur le marché en 1983, aux États-Unis, et en 1988, en France. Comme cela arrive fréquemment après l'autorisation de la mise en marché d'un produit de synthèse, on remarqua certains effets secondaires chez les utilisateurs. La plupart de ces effets étaient de nature neuropsychique comme le mal de tête, l'insomnie, les troubles d'anxiété, l'irritabilité, la dépression, la fatigue, les vertiges, certains problèmes visuels, gastro-intestinaux ou menstruels ainsi que des allergies. Après l'apparition de ces troubles, S. M. Kœchler, de l'Université de Floride, entreprit une étude sur le sujet. L'étude s'est étendue sur quatre semaines pendant lesquelles 11 personnes, sujettes aux migraines, ont consommé de l'aspartame ou un placebo. Les personnes ayant consommé de l'aspartame avaient des migraines plus longues et deux fois plus nombreuses que celles des personnes ayant pris le placebo. D'après cette étude, la consommation de l'aspartame chez les sujets migraineux serait à éviter. A. E. Kulezucki, de la faculté de médecine de l'Université de Washington a mené, pour sa part, une étude démontrant que l'ingestion d'aspartame pouvait engendrer de l'urticaire.

De plus, s'il y a de l'aspartame, par exemple, dans un cola conservé à une température de 20°C pendant huit semaines, il en résulte que 3 à 4 % de l'aspartame est dégradé en dicétopipérazine, une molécule qui n'existe pas dans l'alimentation humaine courante. Si la chaleur est augmentée, la dégradation en sera accentuée. À la température ambiante, 30 % de l'aspartame contenu dans ce même cola aura été dégradé après deux mois seulement. Les toxicologues ont démontré que l'absorption de dicétopipérazine par des rongeurs femelles en gestation favorise les anomalies de l'embryon et principalement des malformations de l'œil. En France, l'aspartame est déconseillé aux femmes enceintes et aux jeunes enfants.

Finalement l'absorption d'édulcorants permettrait-elle de mieux contrôler son poids?

Même si la prise d'édulcorants est négligeable, il n'en demeure pas moins qu'elle produit des effets paradoxaux sur l'ingestion des aliments et sur le poids. Une étude a été menée en 1986 par J. E. Flundell et A. J. Hill, chercheurs au département de psychologie de l'Université de Leeds. Ils ont fait boire trois boissons différentes à 95 jeunes adultes et ils ont comparé les résultats. Les boissons étaient: 1) de l'eau non sucrée, 2) une boisson

sucrée avec du saccharose (sucre) et 3) une boisson sucrée avec un édulcorant (aspartame).

Voici leurs résultats: le pouvoir sucrant des deux
boissons sucrées était similaire mais leur apport calorifique était de deux cents calories pour la deuxième et de
trois calories seulement pour la troisième. La question
était de savoir si la faim était la même en fonction de la
boisson consommée. Dans les heures qui suivirent, la
boisson sucrée au sucre avait coupé la faim et augmenté
la soif alors que les participants qui avaient bu la boisson
sucrée à l'aspartame avaient plus faim que ceux qui
n'avaient bu que de l'eau pure! Chez les rats, ceux qui
buvaient de l'eau avec un édulcorant mangeaient de 10 à
15 % plus que les rats qui ne buvaient que de l'eau pure.

Selon une étude faite par S. D. Stellman et L. Garfin-
kel du Centre de recherche épidémiologique de New
York, les édulcorants auraient un effet sur la prise de
poids. Ces chercheurs ont pesé et interrogé 78 000
femmes qui étaient âgées de 50 à 69 ans, et 20 % d'entre
elles consommaient un édulcorant. D'après l'étude, un an
plus tard, les femmes qui avaient consommé un édulcorant avaient pris plus de poids que les autres.

En somme les édulcorants peuvent sembler faciliter
les diètes, mais en fait leur emploi perturbe les méca-
nismes de contrôle de l'ingestion des aliments et, par
conséquent, peut augmenter l'appétit et avoir un effet sur
le poids.

En résumé, on peut facilement conclure que le sucre
ou ses cousins (miel, mélasse, sirop) ainsi que les édulcorants ne favoriseront en aucun cas une bonne santé. Ainsi
il serait beaucoup plus sage de remplacer les matières
sucrantes dans votre panier à provisions par des fruits
séchés, du sirop de riz ou de malt, qui, en plus d'offrir des
qualités nutritives, vous permettront d'obtenir des plats
au goût fin et exquis qui épateront sûrement vos convives. Les jus de fruits concentrés consommés d'une
manière abusive peuvent aussi perturber l'organisme.
Dans la dernière partie de ce livre, vous pourrez décou-

vrir plusieurs façons d'apprêter les desserts à l'aide de substituts sains et nutritifs. Maintenant que l'on sait mieux ce que l'on mange et que l'on connaît mieux ce qu'il y a dans notre panier à provisions, on peut plus facilement comprendre pourquoi certains parlent de maladies de civilisation.

On peut constater que certaines maladies dégénératives comme l'artériosclérose, les maladies cardiaques, l'arthrite, les rhumatismes, le diabète ou l'ostéoporose peuvent être stimulées voire causées par notre alimentation car une mauvaise alimentation favorise le développement des maladies. La relation entre l'alimentation et le cancer fait également l'objet d'études. En fait, ces phénomènes nous prouvent que «nous ne sommes pas juste ce que nous mangeons, mais ce que nous sommes capables d'assimiler».

Il est donc juste de vouloir savoir ce que l'on mange, et s'y intéresser préserve vraiment notre santé. Chacun est libre de choisir la qualité de son alimentation et ce qu'il mange, mais il ne faudrait pas laisser les fabricants faire un choix à votre place.

Je ne prétends pas vous avoir tout dit, mais j'ai essayé de rassembler ce qui me semblait essentiel et qui pouvait le plus éveiller votre curiosité. La recherche en ce domaine n'est pas très avancée, j'espère que vous aurez envie de la continuer.

Un autre élément, cependant, est essentiel pour bien comprendre l'alimentation. Il s'agit de comprendre le rôle que jouent les aliments dans notre organisme et aussi comment ce dernier intègre les aliments et les utilise. C'est pourquoi nous traiterons au chapitre suivant de l'intégration des aliments dans notre système. Peut-on améliorer notre digestion et tirer meilleur parti de ce que nous mangeons ou de ce que nous assimilons?

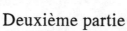

Deuxième partie

Le pourquoi et le comment de l'alimentation

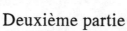

CHAPITRE 3

Comment mange-t-on?

Savoir comment les aliments que nous mangeons sont digérés et absorbés par notre organisme est tout aussi essentiel que le choix minutieux, que nous venons de faire, de nos denrées alimentaires. Pourquoi? Parce que c'est la transformation des aliments dans notre organisme qui compte, finalement. On digère, sans s'en rendre compte... à moins que l'on ait de petits symptômes désagréables qui nous l'indiquent... Notre corps peut travailler de 9 à 20 heures par jour pour effectuer la digestion, selon ce que l'on mange, et nous savons si peu de chose sur cette activité pourtant majeure de notre organisme.

Enfin, comme la transformation des aliments est essentielle, il est normal de se demander quelle est l'action des aliments les uns sur les autres. Vous avez sûrement déjà entendu parler des combinaisons alimentaires, sans trop savoir ce qu'il faut en penser. Si certains prétendent que c'est le système idéal et qu'ils en font leur régime de vie, alors que d'autres sont contre, il n'en demeure pas moins que la digestion comporte plusieurs transformations chimiques. Personnellement, je pense qu'un choix judicieux d'aliments, combinés sans trop de rigueur, évite les batailles d'enzymes digestives entre elles favorisant une digestion beaucoup moins laborieuse.

Nous allons maintenant pénétrer à l'intérieur de notre laboratoire humain pour voir ce qui s'y passe.

LA DIGESTION

Notre appareil digestif est un ensemble mécanique extrêmement performant et spécialisé. La science moderne n'a pas encore réussi à fabriquer des appareils aussi complexes que notre corps. De la bouche à l'intestin, les aliments subissent diverses transformations.

Les aliments sont la matière première de la nutrition et il est absolument essentiel que ces éléments nutritifs soient transformés pour que l'organisme puisse en bénéficier. La plus grande partie de la digestion s'effectue essentiellement par des phénomènes chimiques sous l'action des sucs sécrétés par les glandes digestives. La transformation chimique s'accompagne des phénomènes mécaniques engendrés par les mouvements péristaltiques.

La digestion commence dans la bouche d'abord par une bonne mastication et ensuite par une bonne insalivation. La salive contient en moyenne 95 % d'eau, 3 % de matières organiques et 2 % de matières minérales comme des chlorures, des bicarbonates et des phosphates de métaux alcalins. Les matières organiques se composent en grande partie de mucine, élément qui donne à la salive sa viscosité, laquelle contient aussi des traces d'urée et de sulfocyanure de potassium. Bien sûr, la salive contient aussi cette enzyme appelée ptyaline. La ptyaline est essentielle pour digérer les amidons comme les produits céréaliers ainsi que certains fruits et légumes. Cette enzyme hydrolyse l'amidon qu'elle transforme en maltose (sucre complexe). Le maltose est brassé dans l'intestin par la maltase qui le réduit ensuite en sucre simple communément appelé glucose. On peut donc constater que la ptyaline a un rôle de première importance dans la digestion parce que tout commence dans la bouche. Il est fortement recommandé de ne pas boire en mangeant car les liquides diluent l'enzyme digestive et peuvent perturber la digestion. Lorsque la nourriture a été réduite en bouillie on l'appellera «bol alimentaire». Le bol alimentaire est transporté de la bouche à l'estomac en passant par l'œsophage.

L'œsophage

L'œsophage est tout simplement un tube qui sert à transporter le bol alimentaire vers l'estomac. Cette action, la déglutition, est un phénomène involontaire. Les aliments ou les liquides sont conduits dans l'estomac par un mouvement ascensionnel. Il s'agit d'une action musculaire. Les aliments ne séjournent pas dans l'œsophage et l'œsophage ne contient aucune enzyme digestive.

Voici maintenant nos aliments en bouillie qui arrivent dans notre estomac.

L'estomac

L'estomac est le plus extraordinaire des pétrisseurs. À l'arrivée du bol alimentaire dans l'estomac, l'organisme possède un certain pouvoir d'adapter ses sécrétions gastriques aux différents aliments. Le suc gastrique contient de deux à trois parties pour mille d'acide chlorhydrique ce qui donne au suc sa teneur en acide. L'acide chlorhydrique intervient principalement au niveau de la digestion en créant un pH idéal pour l'action de la pepsine. Le suc gastrique contient trois enzymes digestives: la pepsine, la lipase et la présure.

La **pepsine** est responsable de la digestion des protéines. Cette enzyme est active seulement dans un milieu acide et elle est détruite dans un milieu alcalin. Une basse température comme celle causée par l'absorption de boissons glacées peut retarder et même suspendre son action. Par contre, l'alcool, lui, aura l'effet contraire et en précipitera l'action.

La **lipase** a une légère action sur les graisses. On trouve la lipase gastrique surtout chez les bébés. Son rôle est de saponifier les graisses déjà émulsionnées qui se retrouvent dans le lait. Chez l'adulte, le rôle de la lipase est négligeable car la digestion peut commencer dans l'estomac grâce au phénomène du reflux duodénopylorique. C'est de cette manière qu'à la suite de l'absorption d'un repas riche en graisses, le suc pancréatique et la bile peuvent passer du duodénum à l'estomac soulageant ainsi l'intestin grêle d'une bouillie surchargée de graisses.

La **présure** est une enzyme lacto-coagulante, c'est-à-dire qui sert à la coagulation du lait. La coagulation du lait de vache dans l'estomac donne de gros flocons tandis que le lait maternel donne des flocons beaucoup plus fins qui sont plus faciles à digérer pour le jeune enfant.

L'estomac possède aussi un mucus protecteur contre l'acide chlorhydrique appelé mucine.

Finalement le résultat de la digestion gastrique donne une sorte de bouillie acide que l'on nomme chyme. Ce mélange contient, entre autres choses, de la salive et du suc gastrique, de l'eau et des sels minéraux émanant des denrées alimentaires avalées. En plus du processus chimique s'ajoute le processus mécanique qui finit le travail en brassant et en mélangeant intimement tout le contenu de l'estomac qui ressemble à un mélange à gâteau que l'on vient de passer au mélangeur.

La bouche s'était déjà attaquée aux hydrates de carbonne et avait défait les fibres. La pepsine a désintégré les protéines en très petites molécules appelées polypeptides. Parmi les glucides, une grande partie de l'amidon saccharose s'est transformée en glucose et en levulose.

Les liquides ne séjournent pas dans l'estomac. Les glucides passent rapidement dans le duodénum. Les protides prennent de deux à trois heures à se digérer tandis que les lipides prennent de quatre à six heures.

Comme l'estomac est un sac très extensible, si nous ne prenons pas le temps de bien mastiquer, nous risquons de nous gaver puisque nous aurons toujours une sensation de faim même après avoir ingéré une quantité suffisante de nourriture. Une mastication lente permet bien souvent de conserver un poids normal.

Après plusieurs heures de brassage (de quatre à six heures), la bouillie alimentaire est prête à passer dans le petit intestin ou l'intestin grêle. Il y a une importante transformation qui se produit au niveau de l'intestin grêle. Les substances qui ont été digérées deviennent absorbables tandis que les autres seront éliminées.

Le chyme stomacal est très acide et il provoque à son arrivée dans le duodénum (première partie du petit intestin) la libération d'une hormone appelée sécrétine. Cette hormone stimule le pancréas qui lui envoie son suc pancréatique afin d'alcaliniser le milieu intestinal.

Le suc pancréatique contient des diastases comme l'amylase, la lipase et des enzymes protéolyliques. Ces diastases ont des rôles spécifiques: l'amylase fractionne l'amidon en dextrine et puis en maltose; la lipase transforme les graisses en un mélange d'acides gras et de glycérol; la diastase protéolytique du suc pancréatique se nomme trypsine. La trypsine est le résultat de la transformation du trypsinogène sous l'action de l'entérokinase.

Depuis la première bouchée avalée, il y a eu de nombreuses transformations. Le suc pancréatique associé à l'action de la bile et du suc intestinal donnera le résultat de la digestion dans l'intestin grêle. Les hydrates de carbone sont maintenant des saccharides ou des disaccharides, les lipides ou les graisses sont transformés en acides gras et en glycérol, puis les protéines sont dégradées en peptides et en acides aminés constituants. Maintenant nos aliments sont devenus des nutriments. Les vitamines et les minéraux peuvent être absorbés par notre organisme. Seules les fibres sont restées intactes. Elles serviront à régulariser le phénomène de l'assimilation des sucres et seront d'une utilité exceptionnelle pour le transit intestinal.

La digestion chimique est associée aux mouvements péristaltiques qui ont pour but de faire progresser tout le contenu, «le chyme», de l'estomac vers le gros intestin.

La bile et la digestion

Le principal rôle de la bile consiste à saponifier les graisses grâce aux sels biliaires, mais elle joue également des rôles qui sont nécessaires au bon fonctionnement de notre organisme. La bile contribue à produire un pH alcalin rendant ainsi possible l'action des enzymes pancréatiques. La bile facilite l'absorption du calcium par voie intestinale grâce aux cellules. Elle joue un rôle dans la régularisation de la flore intestinale en empêchant une multiplication rapide de certaines espèces bactériennes. Finalement, elle renforcit la construction de l'intestin. La bile contient environ 98 % d'eau, des minéraux comme des sels de sodium, du potassium, du calcium, du magnésium, des traces de phosphate de fer et du cholestérol.

Le gros intestin

Le gros intestin ne fabrique pas de suc digestif. Tout ce qui était digestible dans la nourriture absorbée a été préalablement digéré et le résultat de cette digestion a été absorbé au niveau de l'intestin grêle. En fait, le rôle du gros intestin est tout simplement de transformer et d'éliminer les matières fécales. Nous retrouvons dans le gros intestin des millions de micro-organismes qui constituent la flore intestinale.

Les matières fécales se composent en moyenne de 75 % d'eau. Elles renferment aussi toutes les parties non digestibles des aliments et peut contenir des fragments alimentaires qui ont échappé à la digestion. On y retrouve des sels minéraux insolubles. La muqueuse intestinale est la seule voie d'élimination pour le fer et la plus importante pour le calcium et le magnésium.

La putréfaction des aliments engendre des produits toxiques comme le phénol, l'indol et le séatol qui donneront aux selles une odeur très caractéristique. Une partie de ces produits toxiques sera charriée, par la veine porte, au foie, qui, lui, la transformera en résidu non toxique qui sera ensuite éliminé par les reins.

Quand il y a accumulation de matières dans le gros intestin, le besoin d'expulsion se fait sentir. L'élimination devrait se faire régulièrement de une à trois fois par jour pour favoriser une excellente santé.

Le foie

Le foie est l'organe le plus volumineux du corps et l'un des plus complexes. Il agit comme un véritable filtreur. Il filtre et rend inactifs les poisons et les toxines qui nous viennent des aliments ou de notre gros intestin, pour éviter qu'ils ne passent dans le sang. C'est dans le foie que les acides aminés sont employés pour fabriquer des protéines tissulaires. Le foie est le plus grand des chefs cuisiniers, il prépare un menu adéquat pour chacune de nos cellules. Il est vraiment la base de la nutrition cellulaire. Le foie reçoit le sang de la rate et sécrète également la bile, élément indispensable à la digestion. À partir du foie, le sang charrie tous les éléments nutritifs au moyen des vaisseaux capillaires, à travers tout notre corps.

Le sang et la circulation

Le sang et la lymphe sont les moyens de transport des éléments nutritifs des cellules ainsi que des déchets métaboliques qu'ils transporteront vers les organes d'excrétion que sont les reins, les poumons, le foie, etc., afin de rejeter ces déchets vers l'extérieur. De cinq à six litres de sang circulent dans notre système. Le sang se compose de 55 % de plasma, partie liquide du sang, et de 45 % d'éléments différents tels que les globules rouges, les globules blancs et les plaquettes sanguines dont nous parlerons plus en détail ci-après.

L'hémoglobine est le principal constituant des globules rouges. La combinaison de l'hémoglobine avec une molécule d'oxygène donnera l'oxyhémoglobine, qui sera responsable du transport de l'oxygène vers toutes nos cellules. D'autre part, quand l'hémoglobine se débarrasse de l'oxygène, elle capte l'oxyde de carbone, qui est un déchet toxique des cellules, et le conduit vers les poumons afin qu'il soit excrété. Nous avons environ de cinq à six millions de globules rouges par millimètre cube de sang. Les globules rouges vivent en général un mois et ils sont par la suite détruits dans le foie. L'hémoglobine des globules rouges détruits par le foie servira à la fabrication d'un constituant de la bile et ce procédé est possible grâce à la présence de la vitamine C. La moelle osseuse fabrique d'autres globules rouges pour remplacer ceux qui sont détruits. L'insuffisance de globules rouges dans le système conduira à l'*anémie*.

Les globules rouges peuvent être anormalement détruits par des agents tels que les drogues, l'alcool, les venins, etc.

Les globules blancs ou les leucocytes séjournent dans le sang, mais également dans la lymphe, les ganglions lymphatiques, le liquide céphalorachidien, les tissus conjonctifs et dans les endroits où il y a des infections. Normalement, il y a huit mille globules blancs par millimètre cube de sang. Les globules blancs prennent naissance dans les ganglions lymphatiques, la rate, le tube digestif et dans la moelle osseuse. Ils vivent environ une semaine. Les leucocytes aident à débarrasser l'organisme de ses poisons.

Les plaquettes sanguines, pour leur part, jouent un rôle dans la coagulation du sang.

En somme, le sang nourrit toutes nos cellules, il nettoie notre organisme de ses déchets, et il garde notre corps à la température ambiante. Le sang est un facteur primordial dans la ventilation pulmonaire et il nous défend également contre des agresseurs étrangers tels que les bactéries, les parasites, les toxines qui voudraient partager son milieu.

L'appareil circulatoire est constitué du cœur et des vaisseaux sanguins. Les vaisseaux sanguins comprennent les artères, les veines et les vaisseaux capillaires.

Le cœur est un muscle qui, par ses contractions, produit la circulation. Pour mieux comprendre, nous allons imaginer que le cœur est séparé en deux, et nous parlerons du cœur droit et du cœur gauche.

Du côté droit, le cœur reçoit le sang veineux et du côté gauche, le sang artériel. Chaque côté du cœur comprend deux cavités, l'oreillette et le ventricule. Chacune des oreillettes communique par une valve avec le ventricule du même côté. Chaque fois que les oreillettes se contractent le sang est propulsé dans les ventricules. Les ventricules se remplissent à leur tour, se contractent et véhiculent le sang dans l'aorte ou dans l'artère pulmonaire. On appellera artères tous les vaisseaux sanguins qui conduisent le sang du cœur vers les organes. L'aorte est attachée au ventricule gauche et transporte le sang artériel à travers tous nos organes. L'artère pulmonaire est rattachée au ventricule droit et transporte le sang veineux aux poumons afin qu'il soit purifié.

Les veines sont des vaisseaux sanguins qui ramèneront le sang des organes *vers* le cœur. On compte six veines principales dont deux veines caves et quatre veines pulmonaires.

Les vaisseaux capillaires sont de très petits tubes qui servent à rattacher les artères aux veines. C'est à travers les très minces parois des vaisseaux capillaires que le sang distribue à chaque organe les nutriments dont il aura besoin.

Dans son livre *La Santé sans prescription*, le Dʳ Rolland Albert explique très bien comment le sang est distribué dans notre corps. Voici en résumé son explication. Le cerveau reçoit 25 % du sang de notre organisme, les muscles et les os, 25 %, les viscères du thorax et de l'abdomen, 25 %, et le dernier quart est en transit, c'est-à-dire qu'il ira exactement là où en sera faite la demande. Par exemple, pendant la digestion le sang se concentrera dans l'appareil digestif, alors que pendant une activité intellectuelle, il se concentrera dans la région du cerveau. C'est pourquoi on ne recommande pas de surcharger l'estomac au cours d'un travail intellectuel intense ou de prendre un gros repas avant un effort physique.

Il est très important d'avoir une bonne circulation sanguine en tout temps, car si le sang ne circule pas bien, il aura tendance à stagner et deviendra un milieu propice aux bactéries et aux virus.

Une bonne alimentation, de l'exercice physique, une bonne oxygénation, du calme et du repos sont des éléments très importants qui s'accordent à merveille avec la santé.

On n'y pense pas vraiment, mais la digestion commence dès que l'aliment pénètre dans notre bouche. Vous avez sans doute déjà remarqué que l'on salive davantage lorsque l'on voit une assiette bien garnie d'aliments appétissants. Souvent on dit que l'eau nous vient à la bouche. Ce qui se passe en fait c'est que notre cerveau envoie tout de suite les commandes nécessaires à l'indispensable présence des enzymes, dès la première bouchée.

LES COMBINAISONS ALIMENTAIRES

On comprend mieux maintenant après avoir vu tout le travail de transformation et de sélection qui s'effectue dans notre appareil digestif, que l'idée de combiner les aliments entre eux pour faciliter le travail de digestion et bénéficier au maximum des apports des aliments n'est pas saugrenue.

Voyons un peu pourquoi nous devrions avoir un certain respect pour les combinaisons alimentaires. Toutes les denrées alimentaires, telles qu'elles nous viennent de la nature, renferment plusieurs éléments essentiels et vitaux pour l'organisme humain comme l'eau végétale, les protéines, les hydrates de carbone, les huiles, les vitamines et les minéraux. Étant donné que les sucs que nous sécrétons pour la digestion sont bien spécifiques à chaque groupe d'aliments, logiquement on ne devrait pas remplir son estomac d'une trop grande variété d'aliments à la fois. Plusieurs sortes d'aliments au même repas provoquent des perturbations biochimiques intoxicantes. Ce qui veut dire qu'un trop grand mélange d'aliments à un même repas ne peut être à la fois bien digéré et bien assimilé. Si l'on veut profiter au maximum de l'assimilation par l'organisme de la nourriture ingérée, le processus de la digestion ne doit pas être entravé par des mauvaises combinaisons alimentaires.

D'après le Dr Herbert M. Shelton, la combinaison
correcte des aliments procure, en effet, une meilleure
digestion, une meilleure assimilation, une élimination
des fermentations intestinales et bien sûr enraye la putréfaction qui peut être causée par une digestion trop laborieuse. Il me vient en tête un exemple flagrant de mauvaises combinaisons alimentaires, celui d'un repas à la
cabane à sucre. Comment vous sentez-vous après un tel
repas? Gonflé, fatigué, endormi, me direz-vous? Et c'est
tout à fait normal. Pourquoi? C'est ce que nous allons
voir en détail. On parlera d'une mauvaise combinaison
alimentaire si notre estomac doit sécréter à la fois deux
ou plusieurs enzymes (diastases) différentes pour digérer
les aliments ingérés, nécessitant ainsi un pH différent. Si
nous savons que les protéases sont les enzymes qui digèrent les protéines, que les glucidases digèrent les glucides
et que les lipases s'occupent des lipides, il est plus facile,
maintenant, de comprendre pourquoi il est préférable de
varier les repas plutôt que d'avoir une trop grande variété
d'aliments différents dans un même repas.

Ainsi on peut comprendre que les petits cornichons
au vinaigre détruiront par leur acidité la ptyaline contenue dans la bouche, l'empêchant de s'attaquer aux amidons tels que le pain, la soupe aux pois ou les fèves au
lard; que le sirop d'érable pris en même temps que les
fèves ou le pain active la fermentation produisant la flatulence; que les pommes de terre qui demandent un milieu basique pour leur digestion prises au même repas que
le jambon qui, lui, demande un milieu acide ne peuvent
que favoriser la putréfaction. C'est pourquoi après un tel
repas notre organisme ne fonctionne pas bien, on se sent
somnolent, avec une envie de se coucher. Pendant le
sommeil, l'organisme pourra se concentrer uniquement
sur la digestion de tous ces aliments. Heureusement que
l'on ne fait pas un tel mélange tous les jours.

Les liquides

Il ne faut pas entraver la digestion en buvant pendant
un repas, car le liquide empêche une bonne insalivation

des aliments et dilue en même temps le flot enzymatique. Il est recommandé de boire entre les repas, jusqu'à 20 minutes avant le repas ou bien 2 heures après.

En résumé, pour une excellente combinaison, on commencera un repas par une salade verte et des crudités ou un jus de légumes frais, ensuite on prendra des légumes et des protéines ou des légumes et des féculents. On réservera les fruits pour le matin et comme collation.

Mais dans quelle catégorie classe-t-on les desserts? Nulle part, car la majorité des desserts ne respectent pas les combinaisons favorables. Cependant, il n'est pas contre-indiqué de se gâter de temps à autre et de prendre plaisir à savourer un dessert préparé à partir d'ingrédients frais et naturels.

Il existe des combinaisons qui s'avèrent difficiles.

Acide et amidon

Même à faible dose, l'acide détruit la ptyaline de la salive qui est l'enzyme essentielle nécessaire à la digestion des amidons. Ex.: marinades avec du pain.

Protéine et amidon

Les premières phases de la digestion des protéines et de l'amidon se passent dans des milieux complètement contraires. La digestion des protéines se fait dans un milieu acide alors que celle de l'amidon se fait dans un milieu alcalin. Ex.: viande et pomme de terre ou pain.

Protéine et protéine

Chaque protéine a son processus bien spécifique de digestion. Sachant cela, il est préférable de ne pas consommer deux protéines à la fois. Ex.: viande et noix ou viande et œufs ou viande et fromage ou fromage et noix, etc.

Acide et protéine

La première phase de la digestion des protéines se fait avec la pepsine qui est une enzyme digestive. Ce qu'il faut savoir c'est que la pepsine travaille dans un milieu acide, milieu favorable à l'action de l'enzyme. L'estomac sécrète normalement un taux d'acidité adéquat pour une bonne digestion où tout excès d'acide (hyperacidité) empêche l'action de la pepsine et peut même la détruire empêchant ainsi une bonne digestion. Ex.: marinades et viande ou noix ou fromage ou tofu ou œufs.

Graisse et protéine

Les graisses ralentissent les sécrétions du suc gastrique. Sans les graisses, les aliments ingérés au cours du même repas se digéreraient beaucoup plus rapidement. Il est fortement recommandé de ne pas consommer de beurre, des huiles, de la crème, de la viande ou des sauces grasses en même temps que des noix, des œufs ou des fromages. À eux seuls les aliments normalement riches en graisses se digèrent beaucoup plus lentement que les aliments qui en sont dépourvus.

Sucre et protéine

Le sucre pris seul passe rapidement dans l'intestin grêle, endroit où il est digéré. Associé aux protéines, le sucre séjournera plus longtemps dans l'estomac et provoquera de la fermentation. Ex.: un dessert après un repas riche en protéines.

Sucre et amidon

Nous savons maintenant que les sucres se digèrent dans l'intestin grêle et consommés avec d'autres aliments ils provoquent de la fermentation. C'est ce qui se produit aussi avec les amidons. Un bon nombre de personnes souffrent d'hyperacidité, d'éructations, de reflux, de flatulence ou d'autres petits problèmes désagréables, signes d'indigestion. En mangeant des sucres ou des fruits avec des farineux on devient ainsi victime d'une digestion difficile. Ex.: la plupart des desserts ou même les fruits ou leur jus pris après un repas.

Ce dont il faut surtout se souvenir, c'est que pour
être en bonne santé, il est essentiel que les aliments
consommés soient bien assimilés. Ce qui est putréfié ou
non digéré ne peut pas nous être bénéfique.

Une pratique très sévère des combinaisons alimentaires peut à la longue devenir monotone pour ceux qui
cuisinent et qui mangent ce type de repas. Ce que je vous
conseille surtout c'est de ne pas mélanger la viande, le
poisson ou la volaille avec des pommes de terre, du riz ou
du pain. Choisissez plutôt de garnir vos plats de viande,
de poisson ou de volaille d'une grande quantité de légumes verts, de cette façon disparaîtront... ou presque les
effets désagréables dus à une digestion difficile. Par
contre si vous êtes malade ou alité, observez le plus
possible les combinaisons favorables pour que votre organisme puisse se concentrer davantage sur la régénération que sur la digestion.

LA CLASSIFICATION
DES ALIMENTS USUELS

Pour expliquer les combinaisons alimentaires, il faut d'a-
bord regrouper les aliments par familles. Nous avons les
protides, nom générique donné aux substances organiques azotées, qui comprennent les acides aminés, les
polypeptides, les protéines et les protéides.

Voici quelques aliments qui font partie des *protides*:
la viande, le poisson, la volaille, les œufs, le lait d'origine
animale, les fromages d'origines animale ou végétale, les
graines de tournesol, de citrouille, de sésame et de lin, les
noix de Grenoble, les noix du Brésil, la noix de coco, les
noix de pin ou pignons, les noix d'acajou, les pacanes, les
châtaignes ou marrons, les glands, les pistaches et les
amandes, le tofu, le seitan, le tempeh, le natto, les algues.

Les glucides

Les glucides sont des substances organiques composées
de trois éléments; le carbone, l'hydrogène et l'oxygène.

Les amylacés, les amidons et les hydrates de carbone font partie des glucides.

Voici quelques aliments qui font partie des *glucides*: tous les grains céréaliers tels l'orge, le sarrasin, le millet, le seigle, le blé, l'avoine, le riz, le maïs et le quinoa ainsi que des dérivés tels le pain, les pâtes, le couscous et le boulghour; tous les légumes racines tels les carottes, l'oignon, la pomme de terre, le chou de Siam ou rutabaga, le navet, les radis, le céleri-rave, les betteraves, le panais, le salsifis, le topinambour ou l'artichaut de Jérusalem et le chou-fleur; toutes les variétés de légumineuses tels les lentilles, les pois chiches, les fèves de Lima, les fèves romaines, les fèves pinto, les flageolets, les doliques à œil noir, les pois, les fèves mung, les fèves aduki, les fèves de soja, les arachides, etc.; toutes les variétés de matières sucrantes tels les sucres de canne, le miel, la mélasse, les sirops, etc.

Les lipides

Les lipides constituent toutes substances organiques habituellement appelées graisses. Elles sont formées d'acides gras associés à d'autres corps. Ces substances sont insolubles dans l'eau.

Voici quelques aliments qui font partie des *lipides*: tous les gras d'origine animale tels le suif, le beurre, la crème, le lard, la margarine, les huiles raffinées; tous les gras d'origine végétale tels les huiles pressées à froid de tournesol, de carthame, de soja, d'olive, de sésame, d'arachide, de lin, le beurre de lécithine, l'avocat, l'olive, les noix, le beurre de noix de coco, le beurre d'arachide ou de noix.

Les fruits doux

Les fruits doux ou alcalins sont ceux qui ne laissent aucune trace d'acidité dans l'organisme tels les bananes, les pommes jaunes (Délicieuses), les pommes-poires rouges, les poires fraîches et les poires séchées, les dattes, les figues, les pruneaux, les raisins et les raisins secs.

Les fruits mi-acides

Les fruits mi-acides, pour leur part, laissent des traces d'acidité dans l'organisme. Il s'agit des pommes sauf les pommes Délicieuses et les pommes-poires, des abricots, des cerises, des pêches, des mangues, des mangoustes, des papayes, des prunes, etc.

Les melons et les pastèques

Le melon est un fruit apparenté aux courges et au concombre. Il est arrondi et possède une chaire juteuse et sucrée de couleur jaune, verte ou rouge. Les pastèques, d'origine tropicale, sont des fruits délicieux rafraîchissants et très juteux, tout comme les melons.

Dans la famille des melons et des pastèques, on trouve, entre autres, les melons cantaloups, les melons de miel et les melons brodés.

Les melons ou les pastèques sont d'une digestibilité étonnante. Ces fruits ne font que passer dans l'estomac et se digèrent dans l'intestin. Par contre, s'ils sont consommés en même temps que des aliments qui se digèrent dans l'estomac, ils peuvent provoquer des maux de ventre, des gaz ou d'autres malaises désagréables. Les melons ou pastèques se dégradent très rapidement, une fois qu'ils sont entamés, on doit vite les manger et réfrigérer aussitôt les morceaux qui restent. Les melons ou pastèques constituent un repas des plus succulents et facile à digérer même pour l'estomac le plus capricieux. On suggère de les consommer seuls ou mélangés entre eux.

Les fruits acides

Dans la catégorie des fruits acides, on trouve les oranges, les pamplemousses, les citrons, les tomates, les ananas, les kiwis, la rhubarbe, les grenades, certaines variétés de pommes, les raisins acides, les prunes acides, les petits fruits frais comme les fraises, les bleuets, les framboises, les mûres, les groseilles, les cassis, les cerises à grappes, les merises et les prunelles. Cependant les petits fruits perdent leur acidité une fois cuits.

Les légumes non farineux

Dans cette catégorie, entreront tous les légumes qui ne font pas partie des amidons, cependant la carotte, l'artichaut, la betterave, le chou-fleur, le navet et le rutabaga font partie des amidons légers.

Cette dernière catégorie comprend l'ail, les asperges, le brocoli, le céleri, la ciboulette, les différentes laitues telles la romaine, la frisée, la chicorée, le cresson, la chinoise, etc., les différentes variétés de choux tels le chou vert, le chou rouge, le chou de Bruxelles, le chou frisé, le chou-fleur, etc., les concombres, les courges, les échalotes, les endives, les épinards, le pissenlit, les poivrons verts ou rouges, les champignons, etc.

Qu'est-ce qui me dit que les combinaisons alimentaires que je fais sont valables?, me demanderez-vous. Il vous faut alors savoir que combiner légumes et protéines, de même que légumes et féculents constitue d'excellentes combinaisons.

Les légumes commencent leur digestion dans la bouche pour la terminer dans le petit intestin. Ils ne font qu'un bref séjour dans l'estomac laissant ensuite le champ libre à la digestion des protéines ou des féculents.

On peut combiner avantageusement des légumes avec des noix, des algues, des légumineuses, du seitan, du pain complet, des œufs, du fromage d'origine animale ou végétale, du tofu, des pommes de terre, du riz ou des pâtes, du tempeh ou du natto et de la viande. Un bon potage de légumes constitue également une excellente combinaison alimentaire.

Si nous respections les combinaisons alimentaires à la lettre, il nous faudrait manger les fruits doux avec les fruits mi-acides et les mi-acides avec les fruits acides seulement. Cependant, tous nous avons déjà savouré une salade de fruits frais avec une grande variété de fruits sans toutefois en avoir été incommodés. Les fruits acides et les noix constituent aussi une excellente combinaison alimentaire.

Le lait

Les laits d'origine animale sont à eux seuls de véritables aliments. Dans la nature, la mère allaite son nourrisson jusqu'à ce qu'il soit capable d'ingérer de la nourriture solide, on appelle cette phase le sevrage. Après le sevrage aucun animal, sauf l'homme, ne boit du lait. Étant donné les protéines et les matières grasses que contient le lait, il se combine assez mal avec les autres aliments. Cependant, la combinaison est meilleure avec les fruits acides.

Dès que le lait pénètre dans l'estomac, il se coagule. S'il y a absorption d'aliments divers en même temps que le lait, des grumeaux se formeront qui tenteront d'isoler les autres particules du suc gastrique empêchant ainsi leur digestion jusqu'à ce que le lait, lui-même, soit complètement digéré.

Troisième partie

Les sources de vitamines et de minéraux

CHAPITRE 4

Les vitamines et les minéraux

Les vitamines sont des substances organiques fragiles qui agissent dans notre système en très faible quantité et qui sont pour le moins indispensables à la vie. Elles nous viennent principalement de l'alimentation et au besoin des suppléments vitaminiques.

Il semble évident, d'après plusieurs personnes, que la consommation de suppléments vitaminiques est inutile ou même dangereuse. On nous dira aussi qu'un régime alimentaire varié et bien équilibré suffit amplement pour nous apporter toutes les vitamines dont nous avons besoin pour maintenir une bonne santé. Une question alors se pose. Pourquoi, dès que l'on a une grippe, nous recommande-t-on de prendre de la vitamine C? Serait-ce qu'il n'y en a pas suffisamment dans les fruits et les légumes? Bien sûr qu'il y en a amplement s'ils sont fraîchement cueillis de l'arbre ou du potager et si nous les consommons immédiatement. Cependant, comme la plupart d'entre nous achètent leurs denrées alimentaires au supermarché, un problème se pose.

Les vitamines jouent un rôle essentiel dans l'organisme. Elles agissent comme catalyseurs. Elles permettent aussi le processus des réactions chimiques nécessaires au bon fonctionnement des différents tissus et organes de notre corps. Une toute petite carence en vitamines peut perturber l'organisme en déclenchant différents problèmes reliés au type de carence. L'avitaminose peut se produire quand l'alimentation est trop dénaturée ou trop peu variée, ou encore quand il y a déséquilibre digestif d'origine gastrique, hépatique ou intestinale. Plusieurs vitamines absorbées par le biais de l'alimentation peuvent ne pas être assimilées par notre système si les sécrétions du tube digestif et les fonctions du foie n'agissent pas normalement.

De manière générale, les vitamines nous viennent des aliments. Il n'en demeure pas moins qu'elles sont très fragiles. Les aliments transformés, chimifiés, frelatés, irradiés ne contiennent plus de vitamines. Les fruits et les légumes qui sont en attente dans les comptoirs des marchés d'alimentation et ensuite dans notre réfrigérateur ont déjà perdu considérablement de vitamine C.

Prenons, par exemple, la vitamine C, hydrosoluble, qui réagit au simple contact de l'air. Nous savons que l'écorce des agrumes les conserve tout naturellement; lorsque nous l'enlevons, la vitamine C commence déjà à s'évaporer. Plus on fractionne l'agrume ou tout autre fruit ou légume, moins il reste de vitamine C. Moins on mange d'aliments frais, moins on a de vitamine C. On dit que les restants d'un repas conservés au réfrigérateur pendant une journée ou deux ont perdu de 30 à 70 % de leur vitamine C. Les aliments en conserves perdent aussi beaucoup de leur vitamine C. On reconnaît que la vitamine C est sensible et pourtant toutes les vitamines hydrosolubles le sont autant.

La farine blanche a perdu de 70 à 80 % des vitamines, des minéraux et des fibres qu'elle contenait au départ. En faisant cuire les aliments longtemps et dans beaucoup d'eau, on les dépouille de leurs vitamines. Le chlore qui est présent dans l'eau entre en réaction chimique avec la thiamine. Une étude japonaise a démontré que le riz complet qui a été cuit dans de l'eau chlorée avait perdu beaucoup plus de thiamine que celui qui avait été cuit dans de l'eau distillée. Les médicaments de synthèse épuisent aussi nos réserves de vitamines. Plusieurs femmes qui utilisent des contraceptifs oraux se plaignent de dépression. Ce qu'elles ne savent pas c'est que ces contraceptifs créent un manque en vitamine B_6. Je peux vous citer encore plusieurs autres exemples: les anti-acides empêchent l'absorption de la vitamine B_1 (thiamine), les antibiotiques, l'absorption des vitamines B_{12} et K, les anticoagulants, l'absorption de la vitamine K, l'aspirine, l'absorption de la vitamine C, les barbituriques, l'absorption des vitamines C et D, et il y en aurait encore une longue liste.

De façon générale, les vitamines sont instables et très fragiles, certaines sont détruites par le froid, d'autres par la chaleur ou encore par le bicarbonate de sodium (soda) ou par le vinaigre. Autrement dit, il faudrait donc consommer nos aliments le plus frais possible sans qu'ils aient été transformés par la chaîne industrielle chimique. L'idéal serait encore de manger directement dans notre potager. Il importe donc de se rappeler que la qualité de nos denrées alimentaires est d'une importance primordiale en ce qui a trait aux vitamines et aux minéraux qu'elles contiennent. Les aliments frais de culture biologique devraient avoir une place de choix dans notre alimentation.

Que doit-on penser des suppléments vitaminiques?

Il est prouvé que notre corps absorbe en général les vitamines dont il a besoin et qu'il élimine le surplus. Alors, si je prends des suppléments vitaminiques et que je les élimine, je gaspille mon argent inutilement, me direz-vous. En effet, vous avez raison et j'ajouterai que vous n'avez pas besoin de suppléments vitaminiques si vous êtes en accord avec toutes les affirmations suivantes.

— Je mange uniquement des aliments frais, biologiques et cultivés dans un coin de pays sans pollution.

— Je consomme une grande variété de fruits frais et biologiques à longueur d'année.

— Je mange des fruits et des légumes qui ont mûri au soleil.

— Je mange des noix, des légumineuses, des grains oléagineux, des céréales complètes, des viandes, des œufs, etc., et toujours biologiques.

— Je ne prends jamais de médicaments ni d'anovulants ni aucun autre produit de synthèse.

— Je ne consomme jamais de sucre ni de pâtisserie, ni d'alcool, ni de thé, ni de café, ni de boisson gazeuse, ni de chocolat, ni de cigarette.

— Je bois une eau pure et limpide.

— Je ne suis pas victime du stress et j'ai une vie active, heureuse et sans problème.

J'en étais certaine, plusieurs de ces affirmations ne s'appliquent pas à la plupart d'entre vous. Évidemment, il est difficile, avec le climat que nous avons, de consommer à longueur d'année des produits qui auraient mûri au soleil et qui seraient frais. Même si nous avons un coin de terre qui semble à l'abri de la pollution, qui nous dit qu'il n'est pas pollué tout de même? Dans ces conditions, il faut prendre des suppléments vitaminiques, du moins en certaines occasions: pendant l'hiver, pendant les périodes de croissance, de grossesse, de stress intense ou pendant les périodes d'entraînement physique. On les recommande aussi aux travailleurs manuels, aux sportifs, aux citoyens des villes, à ceux qui ont un travail exigeant... Donc la majorité des gens auraient intérêt à prendre des suppléments vitaminiques et certaines personnes plus que d'autres. Cependant, ne décidez pas seuls de ce qui vous convient. Laissez un spécialiste, ou toute autre personne compétente dans le domaine, vous guider et vous recommander les vitamines qui vous seront nécessaires, à la dose requise et ce pour une période de temps déterminée.

Vous comprenez sans doute davantage maintenant pourquoi les gens qui prennent des suppléments vitaminiques se sentent mieux, plus énergiques que ceux qui n'en prennent pas. Associés à une alimentation naturelle, les suppléments s'occupent très bien des carences et vont plus souvent qu'autrement corriger plusieurs troubles de santé. Notons que les suppléments vitaminiques ne doivent en aucun cas remplacer la nourriture, ils sont là pour compléter notre alimentation.

Pour une absorption maximale de vos suppléments vitaminiques

Les suppléments vitaminiques sont mieux absorbés dans notre organisme si nous les prenons avec des aliments, puisque les éléments nutritifs sont d'abord dans notre assiette, à condition bien sûr d'avoir une saine alimentation. Tout le monde a déjà eu l'eau à la bouche à la simple vue d'un mets appétissant, ce qui explique que nos enzymes digestives sont prêtes à attaquer les aliments et les suppléments vitaminiques. Une fois associés, les substances alimentaires et les suppléments vitaminiques seront absorbés par l'organisme.

De plus, il est préférable de prendre plusieurs petites doses de vitamines hydrosolubles tout au long de la journée plutôt que d'en prendre une seule grosse le matin, afin de conserver l'élément nutritif le plus longtemps possible dans le sang.

Il existe deux sortes de vitamines: les liposolubles qui sont solubles dans les lipides et les hydrosolubles qui sont solubles dans l'eau. Les vitamines liposolubles sont emmagasinées dans notre système alors que les vitamines hydrosolubles ne le sont pas. Il ne faut pas oublier que les vitamines hydrosolubles sont rapidement absorbées et tout aussi rapidement éliminées. Les vitamines liposolubles, pour être bien assimilées, ont, en plus, besoin d'un corps gras parce qu'elles se dissolvent dans les graisses. Si vous prenez vos suppléments de vitamines liposolubles avec une rôtie et de la confiture, elles ne se dissoudront pas dans votre organisme sans corps gras et vous l'éliminerez. Par contre, si vous ajoutez de l'huile de première pression à froid ou tout autre lipide, le pouvoir d'absorption sera alors excellent.

Si je prends des suppléments vitaminiques, y a-t-il un danger d'hypervitaminose? Il est à noter que certains effets d'hypervitaminose peuvent être causés par quelques vitamines de synthèse (fabriquées à partir d'ingrédients chimiques). Par exemple, la vitamine A synthétique, prise en trop grande quantité peut favoriser la formation de calculs rénaux et biliaires. La vitamine C synthétique est contre-indiquée pour les femmes enceintes car elle peut facilement occasionner la formation de calculs rénaux. Un surplus de vitamine D synthétique dans l'organisme peut conduire jusqu'au ramolissement cérébral et provoquer de sérieux problèmes rénaux. Les suppléments vitaminiques pris en quantité déraisonnable et sans la surveillance d'un professionnel de la santé peuvent être nocifs.

Le choix des suppléments vitaminiques devrait s'orienter vers les vitamines d'origine naturelle dans lesquelles on aura utilisé des fruits et des bases non médicinales. Il existe des compagnies consciencieuses qui utilisent des ingrédients de première qualité. Laissez-vous guider par une personne d'expérience.

Les minéraux et les oligo-éléments

À quoi serviraient tous les corps de métier s'ils n'avaient pas de matériaux pour travailler? Les minéraux et les oligo-éléments servent de matériaux «complexes» à notre structure humaine. Les minéraux jouent effectivement le même rôle que les oligo-éléments à l'exception du fait qu'ils sont présents en plus grande quantité dans l'organisme. Leur présence dans notre système est tout à fait indispensable pour rendre possibles un grand nombre de réactions chimiques. Tous les minéraux et tous les oligo-éléments agissent dans notre corps en quantité infinitésimale et pourtant s'il nous en manquait un seul, ça nous serait fatal.

Les minéraux et les oligo-éléments interviennent dans la synthèse des enzymes et des vitamines, dans la fabrication des tissus et des hormones. De plus, ils jouent un rôle important dans les membranes cellulaires en plus d'avoir une action catalytique et de faire la synthèse des complexes biochimiques.

La nature est très bien pourvue en minéraux et en oligo-éléments et elle nous les offre dans une gamme très étendue de végétaux. C'est à nous de savoir en profiter en mangeant une variété d'aliments frais. Notre régime alimentaire doit être très bien équilibré pour permettre une bonne synergie entre les vitamines et les minéraux. Par exemple, on sait que la vitamine C se fixe mieux dans notre système en présence des vitamines du complexe B et du fer. On sait aussi que le magnésium, le manganèse et le zinc favorisent une meilleure utilisation des vitamines du groupe B et de la vitamine C.

Plusieurs facteurs tels que le stress, la pollution atmosphérique, les émanations chimiques ainsi qu'une mauvaise alimentation peuvent être la cause d'une carence, ou d'un déséquilibre, en minéraux et en oligo-éléments.

Je considère qu'il est très important de mentionner que la quantité de minéraux et d'oligo-éléments contenus dans les aliments du règne végétal varie beaucoup selon la nature du sol. Il est nettement préférable de choisir des aliments de culture biologique car nous savons que ces aliments ont poussé dans une terre en santé débordante de vitamines, de minéraux et d'oligo-éléments. Une consommation régulière et variée des aliments biologiques précités maintiendra un taux normal de minéraux et d'oligo-éléments essentiels au bon fonctionnement du corps humain, et aidera à garder l'organisme exempt de carences et de problèmes de santé.

Ainsi pour en connaître davantage au sujet des vitamines et des minéraux, je vous invite à consulter le répertoire qui suit, selon votre curiosité et vos besoins, et toujours à votre rythme. Les aliments appartenant au règne végétal qui contiennent vitamines, minéraux et oligo-éléments sont présentés sous forme de liste très détaillée que vous pourrez consulter au besoin. Ils y apparais-

Les vitamines

Vitamine A (rétinol), animal, et provitamine A (carotène), végétal

Fonctions

Vitamine liposoluble

Le rétinol vient du règne animal tandis que la carotène provient du règne végétal.

Vitamine de l'œil, agit sur le bon fonctionnement de la rétine; permet une meilleure vision nocturne; associée à la vitamine D, participe à la formation du squelette, à la vitamine C, empêche son oxydation et augmente la résistance à l'infection, à la vitamine E, s'avère utile contre les oxydases cancérigènes; permet une bonne résistance des voies digestives et respiratoires, et l'entretien des muqueuses; procure des cheveux en santé et une peau saine; favorise une bonne cicatrisation des plaies et régénère les tissus épithéliaux; intervient dans la synthèse de la progestérone; est d'un grand secours contre l'hyperthyroïdie, l'acné, les colites, les diarrhées chroniques et les entérites; dissoute dans les graisses et emmaganisée dans notre organisme, contribue à une bonne sécrétion de la bile; favorise le bronzage.

La vitamine A travaille mieux prise avec les vitamines B, C, D et E, le calcium, le phosphore et le zinc.

Effets d'une carence

Perte de la vision nocturne; lésions oculaires; problèmes d'ordre digestif; amaigrissement par dénutrition; sécheresse de la peau avec kératinisation ou hyperkératose, dermatose, eczéma; cheveux très secs; retard ou arrêt de la croissance chez l'enfant; expose le sujet à la formation de calculs; baisse de la résistance

aux infections; problèmes au niveau des règles; douleurs abdominales; migraines; grande nervosité; anxiété; acné; asthme;
carie dentaire.

Facteurs inhibitifs

Huile minérale; alcool; café; cigarette; drogue; mauvaise respiration; pollution; aspirine; D.D.T. dans la chaîne alimentaire;
cholestyramine.

Stabilité

Stable à la chaleur; très sensible à la lumière et à l'oxydation.

Besoins quotidiens

Les besoins quotidiens varient selon l'âge et différents autres
facteurs.

Si vous mangez de tout; si vous ne prenez pas d'alcool ni de
café; s'il n'y a personne qui fume dans la maison ou l'entourage immédiat; si vous ne prenez pas de drogue; si vous prati-
quez une bonne respiration; si vous n'êtes pas victime de la
pollution; s'il n'y a pas d'antécédents familiaux cancéreux; si
vous avez une bonne résistance aux infections.

Besoins quotidiens: entre 2 500 et 5 000 UI/jour pour un adulte
et 1 500 UI/jour pour un enfant.

Si votre alimentation n'est pas très variée; si votre santé est
plus ou moins résistante aux diverses infections; si vous êtes
malade dès que votre résistance diminue; si vous avez des
problèmes avec votre système respiratoire; si vous êtes régulièrement exposé à diverses sources de pollution.

Besoins quotidiens: entre 5 000 et 10 000 UI/jour pour un
adulte et entre 1 500 et 5 000 UI/jour pour un enfant.

Si vous mangez beaucoup d'aliments transformés; si vous fumez et consommez drogue et alcool; si vous avez la peau très
sèche ou, occasionnellement, des plaques sèches aux bras et
aux jambes; si vous avez toujours des problèmes de santé et si
vous n'avez aucune résistance aux infections; si vous avez subi
une opération; si vous avez eu des blessures ou des brûlures et
que vous êtes en convalescence; si vous n'avez plus de vésicule
biliaire.

Besoins quotidiens: entre 10 000 et 25 000 UI/jour pour un
adulte.

Il est à noter qu'une hypervitaminose de vitamine A peut être
dangereuse. On ne recommande pas de dépasser une dose de
plus de 25 000 UI/jour sans la surveillance d'un professionnel
de la santé.

Source

Aliments du règne végétal contenant de la vitamine A.

Abricot, amande, asperge, airelle, ail, algues, ananas, arachide, artichaut, aubergine, avocat, avoine, banane, blé, blé germé, bleuet, bette, betterave, brocoli, brugnon, carotte, céleri, cerfeuil, cerise, champignons, châtaigne, chicorée, chou, chou de Bruxelles, chou-fleur, ciboulette, citron, citrouille, coing, concombre, courge, cresson, datte, églantier, épinard, fenouil, feuilles de radis, figue, fraise, framboise, fruits oléagineux, goyave, germe de blé, groseille, haricot de Lima, haricot de soja, haricot vert, huile de première pression à froid, laitue très verte, lentille, luzerne, mâche, maïs, mangue, mandarine, melon, millet, mûre, navet, noisette, noix, oignon, olive, orge, orange, oseille, pain complet, pamplemousse, patate douce, papaye, pastèque, pêche, persil, pissenlit, poire, petits pois, pois secs, poivron, pollen, pomme de terre, potiron, prune, pruneau, raisin, riz brun, tomate.

Vitamine B$_1$ (thiamine)

Fonctions

Vitamine hydrosoluble

Vitamine du système nerveux; reconstituant sanguin; intervient dans le métabolisme des sucres; favorise l'absorption de l'oxygène par les cellules et la synthèse des lipides à partir des glucides; stimule l'organisme en général et ainsi aide les personnes sans appétit; participe au bon fonctionnement musculaire; favorise les mouvements de l'intestin; favorable dans les cas de vertige et des nausées causées par le mal de l'air, de mer, etc.; est très utile pour les facultés intellectuelles.

La thiamine travaille mieux avec les vitamines B$_2$, B$_5$, B$_6$, B$_{12}$, C et E, et avec le manganèse et les protéines.

Effets d'une carence

Faiblesse générale; sensibilité à la dépression; neurasthénie; béribéri; irritabilité; problèmes d'origine intestinale; palpitations; douleurs rhumatismales; peut causer des ulcères à l'estomac et aux jambes.

Facteurs inhibitifs

Stress; café; thé; alcool; antibiotiques; diurétiques; antiacides; fièvres; digitaline.

Stabilité

Stable à l'oxydation; sensible à la lumière; détruite par la cuisson à plus de 100°F (40°C).

Besoins quotidiens

Si vous mangez de tout y compris des crudités; si vous êtes plein d'énergie; si vous êtes toujours de bonne humeur; si vous n'êtes pas dans un environnement stressé; si vous ne prenez pas de café, d'alcool, d'antibiotiques, de diurétiques.

Besoins quotidiens: entre 1 mg/jour pour un enfant et 1,5 à 5 mg/jour pour un adulte.

Si votre alimentation n'est pas très variée; si vous avez une énergie moyenne, mais vous vous fatiguez vite; si vous buvez du café, du thé, de l'alcool; si vous prenez des antibiotiques ou des diurétiques à répétition.

Besoins quotidiens: entre 1,5 à 3 mg/jour pour un enfant et de 5 à 10 mg/jour pour un adulte.

Si vous êtes difficile et ne mangez jamais de crudités; si vous avez les nerfs à fleur de peau; si vous avez toujours mal à la tête; si vous avez toujours la larme à l'œil; si vous n'avez plus d'appétit; si vous avez des troubles de mémoire; si vous voyez tout en noir.

Besoins quotidiens: entre 10 et 25 mg/jour pour un adulte.

On ne recommande pas de dépasser 25 mg/jour de vitamine B, sans la surveillance d'un professionnel de la santé.

Source

Aliments du règne végétal contenant de la vitamine B_1.

Abricot séché, ail, algues, amande, arachide en écale, artichaut, asperge, aubergine, avoine, banane, bette, betterave, blé, cacao, champignon, châtaigne, chicorée, chou frisé, ciboulette, citron, carotte, cresson, datte, épinard, farine complète, feuilles de radis, figue séchée, germe de blé, graines de tournesol, groseille, haricot blanc, haricot rouge, haricot vert, laitue romaine, lentille, levure de bière, levure alimentaire, maïs, millet, navet, noix, orange, orge, oseille, pain complet, pamplemousse, pêche, pissenlit, poire, pois cassés, pois chiches, pollen, pomme de terre, prune, pruneau, raisin sec, riz brun, sarrasin, seigle, soja, tomate.

Vitamine B_2* (riboflavine)

Fonctions

Vitamine hydrosoluble

Vitamine de l'énergie; intervient dans l'assimilation des glucides et des protides; protège le foie; participe au métabolisme

---

*   La vitamine B_2 donne une couleur jaune vif aux urines. Il n'y a pas lieu de s'inquiéter, l'effet est tout à fait inoffensif.

du fer pour la formation des globules rouges; facilite la croissance; participe à la régénération des tissus; collabore à l'obtention d'une peau, d'ongles et de cheveux en santé; apaise la fatigue des yeux; aide à l'élimination des ulcères buccaux et des fissures des lèvres; a un effet préventif sur les crampes.

La riboflavine est plus active en association avec toutes les vitamines du groupe B, avec la vitamine C, le phosphore et le zinc.

Effets d'une carence

Problèmes gastro-intestinaux comme l'entérite; lésions oculaires; fissures au niveau de la peau et des muqueuses (inflammation de la bouche); retard ou arrêt de croissance chez l'enfant; fatigue et crampes musculaires; perte de cheveux et/ou des cheveux et des ongles secs et cassants; affections de la peau comme eczéma, séborrhée, acné rosacée; problème visuel nocturne; asthme; migraine; arthrite; vaginite; manque d'énergie; anémie; arthrite goutteuse; diarrhée; frilosité; entérite.

Facteurs inhibitifs

Thé; café; alcool; anovulants; stress; diurétiques.

Stabilité

Sensible à la lumière; supporte assez bien la chaleur, mais se retrouve facilement dans les eaux de cuisson; stable à l'oxydation.

Besoins quotidiens

Si vous mangez plusieurs des aliments énumérés ci-dessous; si vous conservez vos eaux de cuisson; si vous êtes de bonne humeur; si vous n'avez pas peur de rire et de vous amuser; si vous avez une belle peau et de jolies lèvres rosées; si vous avez l'œil vif.

Besoins quotidiens: entre 0,6 et 1,4 mg/jour pour un enfant et de 1,5 à 5 mg/jour pour un adulte.

Si votre alimentation n'est pas très variée; si vous mangez rarement des aliments crus; si vous avez fréquemment des problèmes de peau tels que l'eczéma et la séborrhée, les muscles fatigués et des crampes, des lésions sur la peau et aux lèvres.

Besoins quotidiens: entre 5 et 10 mg/jour pour un adulte.

Si vous mangez toujours des aliments transformés; si vous avez de petites rides autour de la bouche, des ulcères dans la bouche, la langue d'une couleur rose violacé; si vos yeux sont fatigués, irrités, très sensibles à la lumière ou qui piquent; si vous avez une tendance à la dépression.

Besoins quotidiens: entre 10 et 25 mg/jour pour un adulte.

Même si pour la riboflavine on n'a pas constaté de problèmes d'intoxication, on ne recommande pas de dépasser 25 mg/jour sans la surveillance d'un professionnel de la santé.

Source

Aliments du règne végétal contenant de la vitamine B_2.

Abricot, ail, algues, amande, ananas, arachide, artichaut, asperge, aubergine, avocat, avoine, banane, bette, betterave, blé, blé germé, brocoli, carotte, cerise, champignon, châtaigne, chou, chou de Bruxelles, chou-fleur, citron, coing, concombre, cresson, datte, épinard, extrait de malt, fenouil, fève, feuille de radis, figue séchée, fraise, framboise, germe de céréale, groseille, haricot vert, haricot sec, laitue, lentille, levure (bière, alimentaire), mâche, maïs, mandarine, mangue, mélasse, melon, miel, millet, mûre, navet, noisette, noix, orange, orge, oseille, pain complet, pamplemousse, panais, pêche, persil, pissenlit, poire, pois cassés, pois chiches, petits pois, pois secs, pollen, pomme, pomme de terre, raisin, pruneau, riz brun, sarrasin, seigle, soja, tomate.

Vitamine B_3 (niacine, ou vitamine PP, ou acide nicotinique)

Fonctions

Vitamine hydrosoluble

Vitamine de l'énergie, car elle facilite le transport de celle-ci à travers l'organisme au moyen de l'alimentation; permet une bonne assimilation des glucides; participe au métabolisme des lipides; facilite la respiration cellulaire en assurant un bon transport de l'oxygène; joue un rôle de première importance dans la synthèse des hormones (insuline, surrénaliennes, sexuelles, thyroïdienne); donne une protection et nourrit la peau; essentielle pour un bon équilibre du système nerveux; aide à diminuer les vertiges, les bourdonnements d'oreille, les diarrhées, les inflammations de la muqueuse buccale (tomatite) ou les cas de gingivite; joue un rôle dans la dilatation des vaisseaux sanguins.

La niacine travaille mieux avec les vitamines du complexe B, la vitamine C, le phosphore et le zinc. Notre organisme est capable de synthétiser la vitamine B_3 mais pour que ce soit possible, il nous faut d'abord les vitamines B_1, B_2 et B_6.

La vitamine B_3 traverse la paroi intestinale, va ensuite se fixer dans le foie pour être distribuée selon les besoins, et le surplus est finalement excrété dans les urines.

La niacine peut occasionner des éruptions cutanées ou des démangeaisons si elle est prise à jeun.

Effets d'une carence

Pellagre; problèmes d'ordre digestif (allergie digestive); troubles nerveux; aphtes; diarrhées ou troubles intestinaux; peau sèche (crevasse); taches cutanées; troubles circulatoires périphériques; maux de tête; insomnie; nausées; ulcérations; anémie; glaucome; acné; alcoolisme; asthme.

Facteurs inhibitifs

Alcool; café; antibiotiques; anovulants; sucre en excès; diurétiques.

Stabilité

Détruite à une chaleur trop élevée et par la surcuisson des aliments; stable à la lumière et à l'oxydation.

Besoins quotidiens

Si vous mangez plusieurs des aliments énumérés ci-dessous et des crudités régulièrement; si vous ne buvez ni thé, ni café, ni alcool; si vous ne prenez pas d'antibiotiques ni d'anovulants; si vous ne faites pas d'excès dans le sucre; si vous êtes positif et voyez la vie en rose.

Besoins quotidiens: entre 1,5 et 3 mg/jour pour un enfant et de 6 à 10 mg/jour pour un adulte.

Si votre alimentation n'est pas très variée; si vous ne mangez des aliments crus qu'une seule fois par lune; si vous adorez le thé, le café et l'alcool; si vous êtes sujet à faire de l'insomnie et des migraines; si vous avez mauvaise haleine; si vous avez des problèmes fréquents de digestion.

Besoins quotidiens: entre 10 et 25 et 50 mg/jour pour un adulte.

Si vous mangez toujours des aliments transformés; si vous avez horreur des crudités; si vos nerfs sont en train de craquer et si vous envisagez d'aller voir le psychiatre ou le psychologue; si vous faites de l'hypertension; si vous voyez tout en noir, même votre meilleur ami; si vous êtes enceinte ou que vous allaitez.

Besoins quotidiens: entre 25 mg/jour pour un adulte.

Même si pour la niacine on n'a pas constaté de problèmes d'intoxication, on ne recommande pas de dépasser 50 mg/jour sans la surveillance d'un professionnel de la santé.

Source

Aliments du règne végétal contenant de la vitamine B_3.

Abricot, algues, amande, arachide, asperge, aubergine, avocat, avoine, banane, betterave, champignon, châtaigne, chou frisé, chou-fleur, citron, coing, cresson, datte, épinard, extrait de malt, farine complète, fève, figue séchée, germe de blé, goyave, haricot blanc, haricot rouge, lentille, levure de bière, maïs, mélasse, miel, millet, noisette, noix, noix de cajou, pâtes alimentaires complètes, pêche, persil, pissenlit, poire, pois cassés, pois chiches, petits pois, pamplemousse, pollen, pomme de terre, pruneau, riz complet, sarrasin, seigle, soja, tomate.

Vitamine B_4* (adénine)

Fonctions

Vitamine liposoluble

Joue un rôle de première importance dans la formation des globules blancs; a une fonction dans le métabolisme des glucides; intervient dans l'utilisation des lipides; participe à l'équilibration acide/basique.

Effets d'une carence

L'agranulocytose qui est la diminution et l'annulation des globules blancs; asthénie postantibiotiques; leucémie; rhumatisme articulaire aigu.

Source

Aliments du règne végétal contenant de la vitamine B_4.

Avoine, blé, levure, maïs, millet, orge mondé, pain complet, pâtes alimentaires complètes, riz complet, sarrasin, seigle.

Une alimentation à base de grains céréaliers complets prévient la carence en vitamine B_4.

Vitamine B_5 (acide pantothénique)

Fonctions

Vitamine hydrosoluble

Présente dans toutes les cellules du corps; intervient dans le métabolisme des protéines et des lipides; aide à l'assimilation des glucides; joue un rôle primordial dans la régénération, la croissance et le fonctionnement des tissus; a des propriétés

---

*   La vitamine B_4 est liée à la vitamine B_2, donc les besoins en vitamine B_2 couvrent les besoins en vitamine B_4.

anti-infectieuses; participe à la formation d'anticorps; lutte contre le stress; aide à la cicatrisation.

L'acide pantothénique travaille avec les vitamines du complexe B et la vitamine C.

Effets d'une carence

Vieillissement prématuré; état de dépression; fatigue physique ou intellectuelle anormale; problèmes nerveux; terrain favorable à l'hypoglycémie; perte des cheveux, alopécie; diarrhées; troubles de peau (eczéma); sensible aux infections; bronchite.

Facteurs inhibitifs

Café; alcool; somnifères; antibiotiques; diurétiques.

Stabilité

Détruite par la cuisson, l'oxydation, la mise en conserve; stable à la lumière.

Besoins quotidiens

Si vous mangez plusieurs des aliments énumérés ci-dessous, des crudités très souvent et des aliments frais; si vous ne consommez pas de café ni d'alcool; si vous ne prenez jamais de somnifères ni d'antibiotiques; si vous avez une peau de pêche, des nerfs d'acier.

Besoins quotidiens: entre 3 et 5 mg/jour pour un enfant et de 5 à 7 mg/jour pour un adulte.

Si votre alimentation n'est pas très variée; si vous ne mangez pas de crudités; si vous prenez régulièrement de la caféine et/ou des boissons alcoolisées, des somnifères ou des antibiotiques; si vous perdez vos cheveux plus que la normale; si vous avez des problèmes de peau (crevasses, plaies, eczéma, séborrhée).

Besoins quotidiens: entre 7 et 15 mg/jour pour un adulte.

Si vous mangez toujours des aliments transformés; si vous avez une peur bleue des crudités; si vous avez eu des greffes cutanées; si vous êtes très stressé; si vous avez toujours des infections; si vous avez des problèmes d'alcoolisme et si vous êtes drogué au café; si vous avez l'air d'avoir 15 ans de plus que votre âge; si vos nerfs sont sur le point de vous lâcher.

Besoins quotidiens: entre 15 et 30 mg/jour pour un adulte.

Même si pour l'acide pantothénique on n'a pas constaté de problèmes d'intoxication, on ne recommande pas de dépasser 30 mg/jour sans la surveillance d'un professionnel de la santé.

Source

Aliments du règne végétal contenant de la vitamine B_5.

Abricot, algues, ananas, arachide, asperge, avocat, avoine, banane, betterave, blé, brocoli, carotte, cassis, céleri, cerise, champignon, chou, chou-fleur, citron, concombre, épinard, farine complète, figue, fraise, framboise, germe de blé, graines de tournesol, groseille, haricot blanc, laitue, lentille, levure, maïs, mélasse, millet, mûre, navet, noix, oignon, orange, orge, pain complet, pamplemousse, pâtes alimentaires complètes, pollen, pomme de terre, petits pois, prune, radis, riz complet, sarrasin, seigle, soja, tomate.

Vitamine B$_6$ (pyridoxine) (vitamine G) (adermine)

Fonctions

Vitamine hydrosoluble

Joue un rôle essentiel, associée au magnésium, dans le métabolisme des protéines et des acides aminés; importante dans le métabolisme des glucides et des lipides; participe à la formation des défenses naturelles; nécessaire à la synthèse de l'hémoglobine; a un bienfait sur le cerveau et sur le système nerveux en général; protège contre les problèmes de peau; agit sur la stimulation musculaire; aide à diminuer les douleurs prémenstruelles; diminue les maux de cœur.

La pyridoxine travaille avec les vitamines du complexe B, la vitamine C, le potassium et le zinc.

Effets d'une carence

Problèmes cutanés (acné, eczéma); troubles nerveux; problèmes d'ordre digestif; crampes et malaises musculaires; anémie; problèmes menstruels; alcoolisme; artériosclérose; asthme; cholestérolémie; mal des transports; maladie de Parkinson.

Facteurs inhibitifs

Alcool; cigarette; anovulants; somnifères; insecticide; irradiation; certains médicaments; diurétiques; hydralazine (médicament pour le traitement de l'hypertension).

Stabilité

Détruite par la cuisson (75 % environ disparaît avec l'eau de cuisson); sensible à la lumière, à la chaleur; stable à l'oxydation.

Besoins quotidiens

Si vous mangez plusieurs des aliments énumérés ci-dessous; des crudités régulièrement et des aliments frais; si vous ne buvez jamais de café ni d'alcool; si vous ne fumez pas; si vous ne prenez jamais de somnifères et ne faites pas usage de médicaments; si vous avez une bonne santé en général; si votre teint est velouté et rosé; si votre rire est contagieux.

Besoins quotidiens: entre 0,6 et 1,6 mg/jour pour un enfant et de 2 à 5 mg/jour pour un adulte.

Si votre alimentation n'est pas très variée; si vous ne mangez presque jamais de crudités; si vous prenez régulièrement café, thé, alcool; si vous fumez moyennement; si vous prenez souvent des somnifères; si vous faites de la rétention d'eau avant vos règles; si votre teint est brouillé et si vous avez tendance à avoir de l'acné ou d'autres problèmes de peau; si vous vous sentez agité; si vous avez souvent des maux de cœur ou des problèmes d'ordre digestif; si vous avez souvent des crampes musculaires; si vous avez tendance à faire de l'anémie; si vous êtes enceinte; si vous êtes en période de ménopause.

Besoins quotidiens: entre 5 et 10 mg/jour pour un adulte.

Si vous mangez toujours des aliments transformés; si vous mangez des aliments qui ont été arrosés d'insecticides et ne les lavez pas avec un savon biodégradable; si vous buvez en quantité café et/ou alcool; si vous faites un usage prolongé d'anovulants et de somnifères; si vous fumez comme une cheminée; si vous avez des problèmes émotifs; si vos règles sont devenues un supplice; si votre entourage se demande où sont passées votre patience et votre bon entrain d'autrefois; si tous les virus courent après vous et que vous êtes toujours malade; si vous faites de l'anémie; si vous faites de l'artériosclérose; si vous prenez des médicaments contre la tuberculose.

Besoins quotidiens: entre 10 et 50 mg/jour pour un adulte.

Même si pour la pyridoxine on n'a pas constaté de problèmes d'intoxication, on ne recommande pas de dépasser 50 mg/jour sans la surveillance d'un professionnel de la santé.

Source

Aliments du règne végétal contenant de la vitamine B_6.

Amande, ananas, arachide, aveline, avoine, avocat, banane, blé, brocoli, cantaloup, carotte, chou, datte, épinard, farine complète, germe de blé, graines de tournesol, haricot vert, lait maternel, laitue, lentille, levure de bière, maïs, mélasse, orge, orange, pain complet, pêche, poire, pois chiches, petits pois, pomme, pomme de terre, raisin, riz brun, sarrasin, soja, tomate.

Vitamine B_7 (inositol) (vitamine I)

Fonctions

Vitamine liposoluble

Agit contre la dégénérescence du foie; lutte contre la constipation en augmentant le péristaltisme du gros intestin; lutte contre le cholestérol en favorisant une bile plus riche; favorise une bonne digestion; revigore le système nerveux; joue un rôle au niveau du système pileux.

Effets d'une carence

Dégénérescence du foie; lithiases biliaires; taux anormalement élevé du cholestérol sanguin; constipation; eczéma; lésions oculaires; manque d'appétit; chute des cheveux (alopécie); destruction de la biotine; arrêt de croissance; artériosclérose; cholestérolémie.

On ne connaît pas ses facteurs inhibitifs ni sa stabilité.

Besoins quotidiens

Environ 25 mg/jour pour un adulte.

Source

Aliments du règne végétal contenant de la vitamine B_7.

Céréales complètes, épinard, gelée royale d'abeille, germe de blé, lécithine, levure alimentaire, levure de bière, maïs, mélasse, soja.

Vitamine B_8* (biotine) (vitamine H)

Fonctions

Vitamine hydrosoluble

Présente dans le métabolisme des glucides, des protides et des graisses; participe à la fabrication des cellules de la peau et à la régénération de l'épithélium; aide à garder la peau saine et des cheveux en santé; agit comme agent protecteur de la peau et des muqueuses.

La biotine travaille avec les vitamines A, C et du complexe B, et le zinc.

La synthèse de la biotine est assurée par la flore intestinale, par contre le blanc d'œuf non cuit agit comme un *antivitamine* B_8.

Effets d'une carence

Dermatoses (eczéma, séborrhée, acné); sécheresse de la peau et du cuir chevelu; diminution des papilles de la langue; chute des globules rouges (anémie); diminution de la résistance aux infections; anorexie.

---

*   L'alimentation variée fournit beaucoup plus de biotine que notre organisme en a besoin, soit 100 mg/jour.

Facteurs inhibitifs

Blanc d'œuf cru; alcool; café; somnifères; antibiotiques; cuisson; mise en conserve; diurétiques.

Stabilité

Sensible à la chaleur (détruite par la cuisson).

Besoins quotidiens

Si vous mangez plusieurs des aliments énumérés ci-dessous et des crudités régulièrement ou buvez des jus crus; si vous ne mangez jamais d'aliments en conserve; si vous ne buvez ni café ni alcool; si vous ne consommez pas de blanc d'œuf cru; si vous ne prenez jamais d'antibiotiques ni de somnifères.

Besoins quotidiens: entre 100 et 200 µg/jour pour un adulte.

Si votre alimentation n'est pas très variée; si vous ne préférez jamais les crudités; si vous consommez régulièrement des repas en conserves; si vous prenez régulièrement du café ou/et de l'alcool; si vous prenez souvent des somnifères et/ou des antibiotiques; si vous consommez souvent des œufs crus; si votre peau et votre cuir chevelu sont très secs; si vous faites de l'anémie.

Besoins quotidiens: entre 200 et 300 µg/jour pour un adulte.

Si vous mangez toujours des aliments transformés; si vous avez horreur des crudités; si vous adorez des repas en conserve; si vous abusez du café et/ou de l'alcool; si vous prenez régulièrement des somnifères et/ou des antibiotiques; si vous prenez plus de six œufs crus par semaine; si vous n'avez aucune résistance aux infections; si vous avez une chute de globules rouges et êtes très anémique.

Besoins quotidiens: entre 300 et 400 µg/jour pour un adulte.

Même si pour la biotine on n'a pas constaté de problèmes d'intoxication, on ne recommande pas de dépasser 400 µg ou 0,04 mg/jour sans la surveillance d'un professionnel de la santé.

Source

Aliments du règne végétal contenant de la vitamine B_8.

Algues, amande, arachide, artichaut, asperge, banane, blé, broccoli, carotte, champignon, chou, chou de Bruxelles, chou-fleur, épinard, fenouil, gelée royale, germe de blé, haricot blanc, haricot vert, laitue très verte, lentille, levures alimentaire et de bière, mélasse, miel, mûre, noix, noisette, orange, pain complet, pamplemousse, persil, petits pois, pois secs, pollen, pomme de terre, potiron, riz complet, seigle, tomate.

Vitamine B$_9$ (acide folique) ou (folacine) ou (vitamine L)

Fonctions

Vitamine hydrosoluble

Permet la formation de l'hémoglobine (antianémique); joue un rôle important dans le développement du cerveau chez l'embryon; a un bienfait sur le système nerveux; participe à la multiplication cellulaire; aide à l'assimilation des protéines; stimule l'appétit chez les malades; agit comme antidouleur naturel.

L'acide folique travaille avec les vitamines du complexe B, la vitamine C et le zinc.

Effets d'une carence

Anémie; insomnie; diarrhées; indigestions; vomissements; dépression; anxiété; manque d'anticorps; problèmes d'ordre neurologique; cheveux blancs.

Facteurs inhibitifs

Alcool; café; aspirine; antibiotiques; anovulants; tabac; sulfamides; laxatifs; surdose de vitamine C; stress; diurétiques.

Stabilité

Détruite par la chaleur et par l'entreposage à la lumière; très fragile à l'oxydation.

Besoins quotidiens

Si vous mangez plusieurs des aliments énumérés ci-dessous, des aliments frais tous les jours, des crudités à chaque repas; si vous ne buvez ni café ni alcool; si vous ne fumez pas; si vous ne touchez jamais aux antibiotiques, anovulants, sulfamides, aspirines et laxatifs; si vous n'êtes pas stressé, vous avez de jolies joues roses et vous débordez d'énergie.

Besoins quotidiens: entre 50 et 100 µg/jour pour un enfant et entre 100 et 200 µg/jour pour un adulte.

Si votre alimentation n'est pas très variée; si vous gardez vos fruits et légumes longtemps à la chaleur et à la lumière; si vous mangez peu de crudités; si vous préférez les gâteaux aux fruits frais; si vous fumez et prenez régulièrement beaucoup de café, d'alcool, de laxatifs et d'aspirine; si vous prenez des anovulants, des somnifères, des antibiotiques et que vous vous sentez stressé.

Besoins quotidiens: entre 200 et 400 µg/jour pour un adulte.

Si vous mangez toujours des aliments transformés; si vous ne connaissez pas les fruits et les légumes crus; si vous avez subi une intervention chirurgicale; si votre langue est enflammée; si vous souffrez d'anémie; si vous avez des problèmes digestifs, des vomissements et des diarrhées fréquentes; si vos nerfs ne vous supportent plus; si vos grands plaisirs dans la vie sont l'alcool, la cigarette, les antibiotiques, les sulfamides et l'aspirine.

Besoins quotidiens: entre 400 et 1 000 µg/jour pour un adulte*.

Même si pour l'acide folique on n'a pas constaté de problèmes d'intoxication, on ne recommande pas de dépasser 800 µg/jour sans la surveillance d'un professionnel de la santé.

Source

Aliments du règne végétal contenant de la vitamine B_9.

Abricot, algues, ananas, artichaut, asperge, avocat, banane, bette, betterave, blé entier, brocoli, cantaloup, carotte, céleri, cerise, champignon, chou, chou de Bruxelles, chou-fleur, citrouille, citron, concombre, épinard, fenouil, fève, fraise, germe de blé, haricot vert, laitue très verte, lentille, levure de bière, mandarine, mélasse, navet, oignon, orange, pamplemousse, pêche, persil, petits pois, poire, poireau, pomme, pomme de terre, prune, radis, raisin, rave, salsifis, soja, tomate.

Vitamine B_{10} (acide para-amino benzoïque) (H_2) et vitamine B_{11}**

Fonctions

Vitamines hydrosolubles

La vitamine B_{10} favoriserait la formation de la mélanine et empêcherait de ce fait la sclérose du derme; utile dans les cas de la chute des cheveux, des cheveux blancs, de l'eczéma, du psoriasis ou du vitiligo, de l'asthme; joue un rôle dans le métabolisme des protéines et aide l'activité de la flore intestinale.

Source

Aliments du règne végétal contenant de la vitamine B_{10}.

Arachide, avoine (gruau), banane, céréales complètes, chou, chou-fleur, champignon, épinard, germe de blé, haricot sec, pomme de terre, levure de bière.

---

* Les besoins quotidiens de la femme enceinte ou allaitant sont de 800 µg/jour.

** Notons que les vitamines B_{10} et B_{11} sont isolées à partir de l'acide folique.

La vitamine B_{11} (carnitine) (vitamine O) (vitamine T)

Fonctions

Aiguise l'appétit par la stimulation du suc gastrique et pancréatique; protège la vitamine C; tout indiquée dans les cas d'anorexie, de dénutrition ou de maigreur anormale.

Il n'y a pas lieu de s'inquiéter pour une avitaminose en vitamines B_{10} et B_{11} car, semble-t-il, elles nous sont fournies par les aliments contenant de la vitamine B_9.

Vitamine B_{12} (cobalamine) **ou** (cristal rouge) **ou** (vitamine L_2)

Fonctions

Vitamine hydrosoluble

Facteur de première importance dans la formation des globules rouges; participe à l'assimilation des glucides, des lipides, des protéines et du fer; aide au métabolisme du phosphore; a une action bienfaisante sur le système nerveux; facilite la croissance, la régénération des tissus cellulaires et la concentration; vitamine antitoxique.

La vitamine B_{12} est absorbée au niveau des cellules intestinales, elle passe ensuite dans le sang pour être finalement emmagasinée dans le foie, les muscles et le pancréas. Une carence en vitamine B_{12} peut prendre jusqu'à cinq ans avant de se faire sentir.

La vitamine B_{12} travaille mieux avec les vitamines du complexe B, les vitamines A, C et E, et le calcium.

Effets d'une carence

Anémie; anorexie; asthénie; troubles menstruels; asthme; calvitie; dermatose allergique; entérite; migraine; névralgie; sclérose en plaques; zona; symptômes de schizophrénie.

Facteurs inhibitifs

Alcool; café; tabac; somnifères; antibiotiques; cholestyramine; colchicine; diurétiques; L. Dopa; metformine; insuffisance d'acidité gastrique.

Stabilité

Détruite à la lumière; stable à la chaleur et à l'oxydation.

Besoins quotidiens

Si vous mangez régulièrement les aliments énumérées ci-dessous et/ou du foie, du poisson, de la volaille, des œufs, des produits laitiers; si vous ne buvez ni café ni alcool; si vous ne fumez pas; si vous ne prenez jamais d'antibiotiques, de somnifères ni d'autres drogues; si vous reflétez la santé; si vous êtes actif et très énergique.

Besoins quotidiens: entre 2 et 5 µg/jour pour un enfant et de 3 à 5 µg/jour pour un adulte.

Si vous ne mangez pas souvent les aliments déjà énumérés; si vous préférez boire du café et de l'alcool; si vous prenez souvent des somnifères, des antibiotiques ou d'autres drogues; si vous faites des migraines; si vous êtes en convalescence; si votre glande thyroïde ne fonctionne pas bien; si votre régime alimentaire est très riche en protéines.

Besoins quotidiens: entre 5 et 10 µg/jour pour un adulte.

Si vous ne mangez aucun des aliments déjà énumérés; si vous faites de l'anémie; si vous prenez régulièrement des somnifères, des antibiotiques ou des drogues; si vous avez subi une opération; si vous manquez toujours d'énergie et que vos nerfs sont dans un état lamentable.

Besoins quotidiens: entre 10 et 25 µg/jour pour un adulte.

Même si pour la vitamine B_{12} on n'a pas constaté de problème d'intoxication, on ne recommande pas de dépasser 25 µg/jour sans la surveillance d'un professionnel de la santé.

Source

Aliments du règne végétal contenant de la vitamine B_{12}.

Algues, germe de blé, lacto-fermentation, levure de bière, malt, miso, tamari.

Vitamine B_{13} (acide orotique)

Fonctions

Vitamine hydrosoluble

Équilibre le taux d'acide urique dans le sang; participe à la reconstruction de la flore bactérienne; peut aider dans les cas de sclérose en plaques; tout indiquée dans les cas de rhumatisme, de goutte, de diarrhée ou de lithiase rénale.

Stabilité

Détruite par l'eau et la lumière.

Source

Aliments du règne végétal contenant de la vitamine B_{13}.

Racines des légumes.

Vitamine B$_{14}$ (acide pangamique)

Fonctions

Empêche le stockage de l'acide lactique au niveau des muscles facilitant ainsi la durée et l'intensité de l'effort; recommandée pour les sportifs en périodes d'entraînement intensif.

Source

Aliments du règne végétal contenant de la vitamine B$_{14}$.

Cuticule des grains céréaliers, abricot, riz, levure de bière.

Vitamine C* (acide ascorbique) (vitamine C$_1$) (antiscorbutique)

Fonctions

Vitamine hydrosoluble

Antiscorbutique; anti-infectieuse; antioxydante; antistress; augmente la résistance à la fatigue; contribue à garder intègre la peau, les os, les dents, les gencives, les cartilages et les tendons; joue un rôle dans la formation des globules sanguins; favorise la cicatrisation des blessures ou des brûlures; essentielle à la fabrication du collagène; influence le fonctionnement de la glande thyroïde; participe à l'absorption du calcium; aide à l'absorption du fer; se veut aussi élément protecteur du cœur; participe à l'élimination du cholestérol.

La vitamine C ne peut pas être synthétisée par notre organisme et il faut donc en prévoir une dose quotidienne pour maintenir une bonne santé. La vitamine C n'est pas emmagasinée dans notre système, au contraire, elle est éliminée par les reins.

La vitamine C maintient un excellent équilibre avec toutes les vitamines et tous les minéraux.

Effets d'une carence

Scorbut; acné; anémie; fragilité des os; caries dentaires; frilosité; hémorragie; otite; rhumatisme; sinusite; ulcère d'estomac; zona; avortement; cancer; cataracte; cirrhose; colite hémorragique; décalcification; angine; anorexie; arthrite; asthme; sclérose en plaques; infections, grippes et rhumes à répétition; saignement des gencives (gingivite); déchaussement des dents;

---

*   La vitamine C est la plus fragile des vitamines. On ne devrait jamais couper les fruits et les légumes à l'avance ou préparer les jus frais pour la journée car on perd cette vitamine par l'oxydation et la cuisson s'occupe d'en voler jusqu'à 75 %.

sensible aux allergies (rhume des foins); épuisement physique ou/et intellectuel; retard de croissance chez l'enfant.

Facteurs inhibitifs

Tabac; sulfamides; aspirine; cortisone; monoxide de carbone; barbituriques.

Stabilité

Détruite à la chaleur; par la lumière, à l'oxydation et par la mise en conserve des aliments.

Si l'on désire prendre des suppléments de vitamine C, choisir celle qui est naturelle et qui contient des bio flavonoïdes et de la rutine.

Besoins quotidiens

Si vous mangez plusieurs des aliments énumérés ci-dessous, en tenant compte des facteurs inhibitifs; si vous mangez tous les jours des aliments crus et frais; si vous ne fumez pas; si vous ne prenez ni aspirine, ni cortisone, ni barbituriques, ni sulfamides; si vous ne respirez pas le monoxide de carbone des grandes villes; si vos gencives et vos dents sont saines; si vous avez un beau teint avec des belles joues roses; si vous n'avez jamais de rhume, de grippe ou d'infection quelconque.

Besoins quotidiens: entre 40 et 70 mg/jour pour un enfant et de 80 à 150 mg/jour pour un adulte.

Si votre alimentation n'est pas variée; si vous ne mangez jamais de crudités; si vous aimez acheter vos fruits et vos légumes d'avance; si vous fumez; si vous vivez dans une grande ville et êtes stressé; si vous faites des allergies; si vous prenez souvent des médicaments déjà mentionnés; si vous faites souvent des infections, des rhumes ou des grippes.

Besoins quotidiens: entre 500 et 1 000 mg/jour pour un adulte.

Si vous mangez toujours des aliments transformés et du réchauffé; si vous vous tenez loin des crudités; si vous faites des infections, des rhumes et des grippes à longueur d'année; si vous fumez comme une cheminée; si vous prenez toujours un ou plusieurs médicaments déjà mentionnés; si vos gencives saignent, vos dents se déchaussent et que vous avez toujours des caries dentaires; si vous avez des problèmes cutanés fréquents; si vos joues ont tendance à être plus vertes que roses.

Besoins quotidiens: entre 1 et 2 g/jour pour un adulte.

Les besoins quotidiens en vitamine C varient selon les individus, leur genre de vie ou leurs problèmes de santé. La vitamine C n'est pas toxique et l'on peut prendre jusqu'à 10 g/jour dans certains cas. Cependant, des doses excessives à répétition pourraient provoquer des diarrhées. On ne recommande pas de dépasser 10 g/jour de vitamine C sans la surveillance d'un professionnel de la santé.

Source

Aliments du règne végétal contenant de la vitamine C*.

Abricot, ail, airelle, algues, amande, ananas, arachide, artichaut, asperge, aubergine, avocat, banane, bette, betterave, blé, blé germé, brocoli, brugnon, cantaloup, carotte, cassis, céleri, céleri-rave, cerfeuil, cerise, champignon, châtaigne, chou, chicorée, chou de Bruxelles, chou-fleur, chou rouge, clémentine, citron, citrouille, concombre, courge, cresson, datte, endive, épinard, estragon, fenouil, figue, fraise, framboise, germe de blé, goyave, grenade, groseille, haricot vert, haricot sec, kaki, kiwi, lentille, litchi, luzerne, mâche, mandarine, mangue, melon, mirabelle, mûre, myrtille, navet, noisette, noix, noix de coco, oignon, olive, orange, oseille, pamplemousse, papaye, pastèque, patate douce, pêche, persil, petits pois, pissenlit, poire, poireau, pois frais, pois secs, poivron, pomme, pomme de terre, pruneau, prune, radis, raisin, rhubarbe, salade verte, tomate.

Vitamine C$_2$ (citrine) ou (esculoside)

Fonctions

Vitamine hydrosoluble

Joue un rôle de première importance dans l'accroissement de la perméabilité des vaisseaux capillaires.

Besoins quotidiens: entre 10 et 30 mg/jour pour un adulte selon ses activités physiques et 40 mg/jour pour une femme enceinte et une femme qui allaite. Il n'y a pas lieu de s'inquiéter pour les carences s'il y a consommation régulière des aliments déjà mentionnés.

Elle serait tout indiquée en cas de problèmes hémorragiques et de différents symptômes tels que varices, phlébites, hémorroïdes, scorbut, etc.

Source

Aliments du règne végétal contenant de la vitamine C$_2$.

Agrumes et principalement la peau blanche qui recouvre l'agrume, poivron, paprika, sarrasin, cerise, cassis, prune.

---

*   Il n'y a pas de vitamine C dans les légumineuses et les céréales, toutefois, elle apparaît au cours de la germination de ces graines.

Vitamine D* (antirachitique) ou (calciférol)

Fonctions

Vitamine liposoluble

Essentielle à la formation de tous les tissus; vitamine du squelette car c'est grâce à elle que le calcium peut traverser la paroi intestinale et passer dans le sang; fixe le calcium et le phosphore sur la matrice de l'os; évite la décalcification des os; antirachitique; prévient le ramollissement des os; participe au fonctionnement des glandes.

Effets d'une carence

Rachitisme; ostéoporose; ostéomalacie; tuberculose; myopie; décalcification des os; acné; asthme; eczéma; nervosité; troubles de la grossesse; problèmes de dentition; retard dans la croissance osseuse.

Facteurs inhibitifs

Barbituriques; pollution atmosphérique; alcool (alcoolisme); huile minérale; cholestyramine; glucocorticoïdes.

Stabilité

Assez stable à la chaleur; détruite à la lumière; très sensible à l'oxydation.

Besoins quotidiens

Si vous aimez le soleil et que vous en profitez quand il est là; si vous vivez dans un endroit où il n'y a pas trop de pollution atmosphérique; si vous mangez régulièrement des aliments énumérés ci-dessous; si vous ne consommez jamais d'alcool ni d'huile minérale.

Besoins quotidiens: entre 50 et 100 UI/jour pour un enfant et de 100 à 200 UI/jour pour un adulte.

Si vous pouvez compter sur vos doigts les heures que vous avez vu le soleil durant le mois; si vous vivez dans une grande ville polluée ou dans un pays «brumeux»; si vous habitez un pays où les rayons du soleil se font aussi rares que la chance de gagner un million à la loterie; si vous consommez régulièrement alcool et huile minérale; si vous avez eu une fracture osseuse.

Besoins quotidiens: entre 400 et 1 000 UI/jour pour un adulte**.

---

* La vitamine D est synthétisée par l'organisme grâce aux rayons ultraviolets du soleil qui transforment les stérols de la peau en calciférol.

** La vitamine D s'emmagasine dans le système et, à long terme, des doses élevées deviendront toxiques. L'hypervitaminose D se manifeste par des problèmes digestifs et rénaux, des vomissements, de la fatigue physique ou intellectuelle anormale, des troubles nerveux, de la déshydratation et de l'amaigrissement.

Même à court terme, il ne faudrait pas dépasser 1 000 UI/jour sans la surveillance d'un professionnel de la santé.

Source

Aliments du règne végétal contenant de la vitamine D.

Algues, amande, ananas, avoine, blé, blé germé, caroube, champignon, datte, germe de blé, huile de première pression à froid, laitue très verte, levure de bière (provitamine D), luzerne, pollen, soja, tournesol.

Dans le règne animal, on la retrouve dans le lait de vache (qui a été additionné de vitamine D) et dans certains poissons.

Vitamine E* (tocophérol)

Fonctions

Vitamine liposoluble

Présente dans tous nos tissus; favorise les fonctions de reproduction; puissant antioxydant, associée au sélénium, elle empêche l'oxydation des membranes cellulaires et ainsi entrave le vieillissement prématuré; aurait une action sur l'hypophyse; aide à la circulation par son action vasodilatatrice; active l'énergie car elle favorise la nutrition des cellules nerveuses; joue un rôle dans la fabrication de l'émail des dents; favorise la cicatrisation des plaies et des brûlures.

Elle travaille mieux avec la vitamine A, celles du complexe B, la vitamine C, le magnésium et le sélénium.

Effets d'une carence

Anémie chez les bébés; impuissance sexuelle; avortement, accouchement prématuré; vieillissement prématuré; problèmes cardiaques (angine de poitrine); varices; fatigue anormale; acné; confusion mentale; dégénérescence de la rétine; diabète; dystrophie musculaire; incontinence urinaire; maladie de Parkinson.

Facteurs inhibitifs

Pollution atmosphérique; chlore (dans l'eau); huile minérale et huiles saturées (saindoux); congélation des aliments; sulfate ferreux; aspirine; anovulants; irradiation.

---

*   Appliquée en usage externe, la vitamine E diminue la douleur et empêche l'apparition de vilaines cicatrices.

Stabilité

Détruite à la lumière et par l'oxydation; a une certaine stabilité à la chaleur.

Besoins quotidiens

Si vous mangez régulièrement des aliments énumérés ci-dessous; si votre alimentation est saine et exempte de gras saturés (huiles extraites à chaud ou par solvants chimiques), de produits chimiques, de saindoux, etc.; si vous ne consommez jamais d'eau chlorée, ni d'huile minérale, ni d'aspirine, ni d'anovulants; si vous consommez rarement des aliments surgelés; si vous vivez dans une région où l'eau est pure; si vous êtes actif et en santé.

Besoins quotidiens: entre 3 et 10 UI/jour pour un enfant et entre 20 et 100 UI/jour pour un adulte.

Si vous mangez rarement les aliments énumérés ci-dessous; si vous consommez fréquemment des aliments surgelés et chimifiés; si vous buvez fréquemment de l'eau chlorée; si vous prenez des anovulants; si vous avez des problèmes de peau.

Besoins quotidiens: entre 300 et 400 UI/jour pour un adulte.

Si vous ne mangez jamais aucun des aliments énumérés ci-dessous; si vous êtes adepte de la vie moderne et ne mangez toujours que des repas surgelés; si vous ne buvez que de l'eau chlorée; si vous n'employez que des huiles végétales pressées à chaud (type commercial); si vous prenez souvent de l'aspirine; si vous prenez des anovulants depuis longtemps; si vous vivez dans une grande ville où flotte un brouillard de pollution; si vous avez en plus des problèmes de circulation.

Besoins quotidiens: entre 600 et 1 200 UI/jour pour un adulte[*]

Il faut choisir une vitamine qui est fraîche car la vitamine E s'oxyde facilement. Il est également difficile pour l'organisme de synthétiser la vitamine E si notre organisme ne produit pas assez de bile.

Source

Aliments du règne végétal contenant de la vitamine E.

Abricot, algues, amande, ananas, arachide, banane, betterave, blé, blé germé, brocoli, carotte, cassis, céleri, cerise, champi-

---

[*]   À long terme, il n'est pas recommandé de dépasser 1 200 UI/jour de vitamine E car même si elle ne s'emmagasine pas dans notre système, elle peut avoir des effets désagréables comme des maux de cœur, de l'hypertension ou des troubles de la thyroïde. À des doses plus élevées, il est recommandé d'être sous la surveillance d'un professionnel de la santé.

gnon, châtaigne, chou, chou de Bruxelles, chou-fleur, chou rouge, citron, cresson, épinard, farine complète, fraise, framboise, germe de blé, graines de tournesol, groseille, haricot blanc, haricot vert, huile de première pression à froid, laitue, levure alimentaire, maïs, millet, mûre, noisette, noix, noix de coco, olive, orange, orge, pain complet, pamplemousse, pâtes alimentaires complètes, persil, petits pois, poireau, poire, poivron, pollen, pomme, raisin, salade verte, sarrasin, soja, tomate.

Vitamine F (acide linoléique, linolénique, arachidonique)

Fonctions

Vitamine liposoluble

On regroupe sous le nom de vitamine F *les acides gras non saturés*.

Il est à noter que notre organisme *ne* peut les synthétiser.

Est présente dans la totalité de nos cellules; indispensable dans la totalité de nos cellules; joue un rôle de première importance au niveau de l'étanchéité des membranes cellulaires; prévient certains cancers; anticoagulant naturel; lutte contre l'hypercholestérolémie; maintient une bonne élasticité des artères et protège les vaisseaux sanguins; participe à normaliser la pression artérielle; essentielle pour avoir des cheveux lustrés, une peau veloutée et des ongles sains.

Effets d'une carence

Certains problèmes de peau tels que la séborrhée, l'acné, l'eczéma infantile, les gerçures; cheveux ternes, cassants et pellicules; artériosclérose; arthrite; phlébites; infarctus du myocarde; troubles hépatiques; problèmes d'ordre nerveux; perméabilité anormale de la paroi intestinale donnant ainsi un terrain favorable au développement de certains cancers; soif anormale; problèmes chroniques de constipation; lactation déficiente (en période d'allaitement); stérilité; problèmes de reproduction.

Facteurs inhibitifs

Gras saturés; huile minérale.

Stabilité

Très sensible à la chaleur; détruite par le raffinage des huiles et à l'oxydation.

Besoins quotidiens

Si vous avez une saine alimentation sans aucun gras saturé; si vous consommez régulièrement des huiles de première pression à froid; si vous mangez régulièrement des aliments énumérés ci-dessous; si vous avez une peau de bébé, des cheveux brillants et de beaux ongles; si les gens autour de vous vous demandent vos petits secrets de santé.

Besoins quotidiens: entre 100 et 500 mg/jour pour un adulte.

Si vous consommez rarement des huiles de première pression à froid et les aliments énumérés ci-dessous; si vous consommez assez souvent des gras saturés; si votre peau présente des problèmes; si vos cheveux sont ternes et cassants; si vous avez des problèmes de constipation; si vous sentez apparaître des signes d'artériosclérose.

Besoins quotidiens: entre 500 et 1 000 mg/jour pour un adulte.

Si vous n'avez jamais consommé d'huile de première pression à froid; si vous ne consommez aucun des aliments énumérés ci-dessous; si vous consommez en quantité huile minérale, gras saturés et fritures; si votre peau est loin d'être en santé; si vous faites des phlébites, artérites ou si vous avez des problèmes hépatiques; si vous avez une soif anormale; si vous avez de sérieux problèmes de constipation.

Besoins quotidiens: entre 1 000 et 2 000 mg/jour pour un adulte.

Si vous avez des tensions prémenstruelles.

Besoins: 500 mg 4 fois/jour, 4 jours avant les règles[*].

L'eczéma du nourrisson est souvent dû à une mauvaise perméabilisation de la paroi intestinale.

Supprimer les gras saturés (beurre entre autres) et ajouter de l'huile de lin dans l'alimentation du bébé.

Source

Aliments du règne végétal contenant de la vitamine F.

Les aliments les plus riches sont les *huiles de première pression à froid* telles l'huile de lin, l'huile d'onagre ou de bourrache qui sont les plus concentrées. Par contre, l'huile d'amande douce, l'huile d'arachide, l'huile de carthame, l'huile de germe de blé, l'huile d'olive, l'huile de noix, l'huile de tournesol, l'huile de sésame et l'huile de soja sont toutefois très intéressantes.

En contiennent aussi:

Algues, amande, avocat, graines de lin, graines de sésame, graines de tournesol, lait maternel, olive, noix, pacane, soja.

---

[*]   Albert, Dr Rolland, *La Santé sans prescription*, CAHAC Inc. Éditeur, 1989, p. 137.

L'hypervitaminose F est très rare, cependant on ne recommande pas de dépasser 2 000 mg/jour sans la surveillance d'un professionnel de la santé.

Vitamine J* (choline)

Fonctions

Vitamine hydrosoluble

Elle fait partie du groupe B.

Essentielle au bon fonctionnement du cerveau et au fonctionnement normal de la mémoire; accroît l'activité du système nerveux parasympathique; stimule le mouvement péristaltique; prévient l'accumulation des graisses au niveau du foie; empêche les dépôts de cholestérol et des triglycérides; importante dans la transmission de l'influx nerveux; indispensable pour l'absorption des vitamines A, D, E, K.

Effets d'une carence

Dégénérescence graisseuse du foie; hypercholestérolimie; cirrhose du foie; lésions au niveau rénal, cardiaque et vasculaire; ulcères gastriques; hypertension artérielle; troubles hépatiques; diabète; insuffisance cardiaque.

Facteurs inhibitifs

Alcool; mise en conserve des aliments; certains antibiotiques.

Stabilité

Inconnue.

Besoins quotidiens: entre 500 et 1 000 mg/jour pour un adulte, en tenant compte des facteurs inhibitifs.

Source

Aliments du règne végétal contenant de la vitamine J.

Betterave, céréales à grains entiers, citron, germe de blé, lait maternel, lécithine, légumineuse, levure alimentaire, pissenlit.

Vitamine K** (ménadione)

Fonctions

Vitamine liposoluble

Antihémorragique; intervient au niveau du foie dans la fabrication de la prothrombine pour la coagulation du sang; évite

---

*   Une capsule de lécitine fournit 244 mg d'inositol et de choline.

**   La vitamine K est synthétisée par notre organisme. C'est la seule vitamine qui peut se fabriquer seule par le travail des bactéries du colon.

l'hémorragie. L'hypovitaminose K est presque nulle; cependant, elle peut se manifester dans les cas de lésion de la muqueuse intestinale, de diarrhée chimique, d'une jaunisse ou d'une absorption prolongée d'antibiotiques.

Facteurs inhibitifs

Antibiotiques; anticoagulants; cholestyramine; huile minérale.

Stabilité

Stable à la chaleur; sensible à la lumière.

Source

Aliments du règne végétal contenant de la vitamine K.

Algues, betterave, blé, carotte, céréales à grains entiers, chicorée, chou, chou de Bruxelles, chou-fleur, épinard, fannes de betterave et de carotte, fruits (état de trace seulement), huile de première pression à froid, luzerne, maïs, miel, petits pois, pomme de terre, soja, tomate.

Vitamine M (stigmastérol)

Fonctions

On l'appelle la vitamine antiraideur et elle est tout indiquée dans les cas de coxarthrose ou de sciatique de croissance retardée, de sclérodermie.

Source

Aliments du règne végétal contenant de la vitamine M.

Bette, betterave, céleri, chou, endive, mélasse, navet, pissenlit.

Vitamine N (acide lipoïque)

Fonctions

Actuellement la vitamine N est très peu connue.

Dépurative et antitoxique; catabolisme des protides, lipides et glucides, préviendrait les crampes et les paralysies; indiquée dans le cas de polynévrites, de désintoxication alcoolique, de paralysie ou de troubles gastro-intestinaux.

Source

Aliments du règne végétal contenant de la vitamine N.

Levure alimentaire et de bière.

Vitamine P (rutine)

Fonctions

Antihémorragique; accroît la résistance des capillaires; augmente l'action de l'adrénaline sur les capillaires; tout indiqué dans les cas d'hypertension artérielle, d'hémorragie, de varices ou de troubles vasculaires cérébraux, d'arthrite, de choc opératoire, de dermatoses gynécologiques, d'eczéma, de glaucome, de ménopause et d'ulcères variqueux.

Source

Aliments du règne végétal contenant de la vitamine P.

Abricot, amande, cassis, cerise, chicorée, citron, laitue, myrtille, noix, orange, poire, pomme, radis, raisin, sarrasin.

Les minéraux

Calcium (Ca)

Il y a environ 1 kg de calcium dans notre système et le calcium se trouve à 98 % dans les os et les dents.

Fonctions

Permet la structuration, la croissance et la solidité des os et des dents; joue un rôle dans la coagulation sanguine; intervient dans l'équilibre acide/basique; exerce une fonction importante sur la contractilité du myocarde et régularise le rythme cardiaque; participe à la synthèse d'hormones parathyroïdiennes; a une action favorable sur la transmission neuro-musculaire; est d'une aide précieuse pour les insomniaques; favorise l'assimilation des vitamines et des minéraux; facilite la perméabilité des membranes cellulaires.

Les vitamines A, C, D et E, le phosphore, le magnésium, le cuivre, la silice et le soleil sont favorables à l'assimilation du calcium.

Effets d'une carence

Troubles des os et des dents; retard ou arrêt de croissance; rachitisme; problèmes parathyroïdiens; palpitations; hémorragies; ostéoporose; ostéomalacie; crampes musculaires; tensions et douleurs menstruelles; arthrite; irritabilité nerveuse et insomnie; tremblements; ongles cassants; cheveux gris précoces.

Facteurs inhibitifs

Inactivité; sucre; rhubarbe; alcool; thé, café, chocolat; viandes rouges et charcuteries; consommation exagérée d'agrumes; antiacides; diurétiques; barbituriques; excès de gras saturés; excès de phosphore, de plomb, de cadmium et d'aluminium, acide phytique.

Besoins quotidiens

Jeune enfant: entre 300 et 600 mg/jour.
Adolescent: entre 900 et 1 200 mg/jour.
Adulte: entre 800 et 1 400 mg/jour.
Grossesse et allaitement entre 1 000 et 1 400 mg/jour.
Personne âgée: entre 600 et 800 mg/jour.

Source

Aliments du règne végétal contenant du calcium.

Abricot, airelle, algues, amande, ananas, arachide, artichaut, asperge, aubergine, aveline, avocat, baie, banane, blé, bleuet, bette, betterave, brocoli, cantaloup, carotte, céleri, cerise, champignon, châtaigne, chicorée, chou (toutes variétés), citron, citrouille, coing, concombre, courge, cresson, datte, endive, épinard, fenouil, figue, fraise, framboise, germe de blé, graines de citrouille, graines de sésame, groseille, haricot blanc, haricot de Lima, haricot pinto, haricot vert, huile d'olive, huile de tournesol, kaki, kiwi, lait maternel, laitue, lentille, levure alimentaire, limette, maïs, mandarine, mangue, mélasse, melon d'eau, melon de miel, millet, mûre, navet, nectarine, noix de cajou, noix du Brésil, noix de coco, oignon, olive, orange, orge, oseille, pacane, pain complet, pamplemousse, panais, pâtes alimentaires complètes, papaye, pêche, patate douce, persil, petits pois, pissenlit, pistache, poire, poireau, pois chiches, poivron, pollen, pomme de terre, pruneau, prune, radis, raisin, riz complet, seigle, soja, tofu, tomate.

Chlore (Cl)

Il y a environ 75 g de chlore dans notre système et le chlore se trouve en partie dans les os et le plasma.

Fonctions

Associé au sodium (chlorure de sodium) et au potassium (chlorure de potassium), il contribue à garder la pression osmotique et un bon équilibre acide/basique; élément essentiel pour la fabrication de l'acide chlorhydrique; aide la digestion; favorise les fonctions du foie et participe à l'épuration de notre corps; favorise la souplesse musculaire.

Effets d'une carence

Constipation; rhumatisme musculaire; mucus dans la gorge; sang dans les urines; bourdonnement dans les oreilles; lèvres bleutées; grande fatigue générale.

Besoins quotidiens

Environ 1 500 mg/jour.

Source

Aliments du règne végétal contenant du chlore.

Abricot, airelle, algues, amande, ananas, arachide, artichaut, asperge, aubergine, aveline, avocat, banane séchée, bette, betterave, blé, carotte, céleri, cerise, citron, champignon, chicorée, chou, chou de Bruxelles, chou-fleur, chou frisé, chou rouge, ciboulette, citrouille, concombre, cresson, datte, épinard, fraise, goyave, groseille, graines de tournesol, haricot blanc, haricot de Lima, lait maternel, laitue, lentille, limette, maïs, mangue, mélasse, mûre, melon d'eau, navet, noix du Brésil, noix de coco, orange, orge, oseille, pain complet, pamplemousse, panais, patate douce, pâtes alimentaires complètes, pêche, petits pois, pois chiches, pomme de terre, prune, radis, raisin, riz complet, rhubarbe, rutabaga, seigle, tomate.

Cuivre (Cu)

Il y a environ 125 mg de cuivre dans notre système et le cuivre se trouve surtout dans le système nerveux, le foie et le sang.

Fonctions

Essentiel à la synthèse de l'hémoglobine (fixation de fer); antianémie; anti-infectieux; anti-inflammatoire; antivirus; intervient dans des centaines de réactions enzymatiques; participe à la formation de la mélanine et de la myéline; participe à la formation osseuse; joue un rôle dans le développement mental; avec la vitamine C, participe à la fabrication de l'élastine; active le processus de guérison; joue un rôle au niveau des métabolismes du foie et des corticosurrénales.

Le fer, le zinc, le cobalt et le molybdène sont des éléments qui favorisent l'action du cuivre.

Effets d'une carence

Anémie; cheveux blanchis prématurément; problèmes du système nerveux; affection du foie; faiblesse générale; état grippal; sensible aux infections; respiration difficile; diarrhée infantile; taux de cholestérol anormalement élevé; épiderme douloureux.

Facteurs inhibitifs

Aliments frelatés, chimifiés, transformés, dénaturés; zinc et manganèse en trop grande quantité; cadmium; contraceptifs oraux.

Besoins quotidiens

Environ 2,5 mg/jour pour un adulte et 5 mg/jour pour le nourrisson qui est nourri exclusivement au lait.

Source

Aliments du règne végétal contenant du cuivre.

Abricot, algues, amande, artichaut, asperge, aubergine, avoine, avocat, banane, betterave, blé, carotte, cassis, céleri, cerise, champignon, châtaigne, chicorée, chou, citron, concombre, cresson, datte, épinard, fève, figue, germe de blé, haricot vert, huile de germe de blé, huile de soja, huile de tournesol, laitue, lentille, levure alimentaire, mélasse, mûre, navet, noisette, noix, oignon, olive, orange, orge, oseille, pain complet, pâtes alimentaires complètes, pêche, persil, petits pois, poireau, pois cassés, pollen, pomme, pomme de terre, pruneau, radis, raisin, riz complet, seigle, soja, tomate.

Une dose de 10 mg et plus de cuivre (sous forme de sel inorganique) par jour devient toxique et occasionne des diarrhées et des vomissements.

Fer (Fe)

Il y a entre 3 et 5 g de fer dans notre organisme et le fer se loge principalement dans l'hémoglobine.

Fonctions

Associé à la protéine et au cuivre, il participe à la synthèse de l'hémoglobine; antianémique; participe au transport de l'oxygène vers les tissus; intervient dans la respiration cellulaire; participe à l'assimilation des protéines; favorise la défense des infections; rend inactives certaines toxines; essentiel pour une bonne croissance.

La vitamine C, le calcium, le phosphore, le cuivre, le cobalt et le manganèse facilitent l'absorption du cuivre.

Effets d'une carence

Anémie, pâleur; fatigue générale, manque d'endurance physique; apparition de certains cancers; perte de l'appétit; ongles fragiles; état dépressif; palpitations; peau sèche et fendillée; extrémités froides; asthme, mauvaise respiration; nervosité; constipation; langue douloureuse et enflammée.

Facteurs inhibitifs

Café, thé; médicament à base d'acétylsalicylique (aspirine); antiacide; excès de phosphore, cuivre, manganèse et zinc.

Besoins quotidiens

Enfant: entre 6 et 9 mg/jour.
Adolescent: entre 9 et 12 mg/jour.
Homme adulte: environ 10 mg/jour.
Femme adulte jusqu'à la ménopause: entre 15 et 18 mg/jour.
Femme après la ménopause: entre 12 et 15 mg/jour.
Femme enceinte et celle qui allaite: entre 19 et 22 mg/jour.

Source

Aliments du règne végétal contenant du fer.

Abricot, algues, airelle, ananas, amande, arachide, artichaut, asperge, aveline, avoine, aubergine, baie, banane, blé, bette, betterave, bleuet, brocoli, cantaloup, carotte, céleri, cerise, champignon, châtaigne, chicorée, chou, chou de Bruxelles, chou chinois, chou-fleur, chou rouge, ciboulette, citron, citrouille, concombre, courge, courgette, cresson, datte, endive, épinard, farine complète, fenouil, figue, fraise, framboise, germe de blé, goyave, graines de citrouille, graines de sésame, graines de tournesol, groseille, haricot blanc, haricot de Lima, haricot pinto, haricot vert, huile d'olive, kiwi, laitue très verte, lait maternel, lentille, levure alimentaire, limette, maïs, mandarine, mangue, mélasse, melon d'eau, melon de miel, millet, mûre, navet, nectarine, noix de cajou, noix du Brésil, noix de coco, nectarine, oignon, olive, orge, oseille, pacane, pain complet, pamplemousse, panais, papaye, patate douce, pâtes alimentaires complètes, pêche, persil, petits pois, pistache, poire, poireau, pois cassés, pois chiches, poivron vert et rouge, pollen, pomme, pomme de terre, prune, pruneau, radis, raisin, riz complet, seigle, soja, tofu, tomate*.

Fluor (F)

Il y a environ 2,6 g de fluor dans notre organisme et le fluor se fixe principalement dans l'émail des dents et dans les os.

Fonctions

Élément essentiel prévenant la carie; participe activement à la formation du collagène; minéral important dans les cas de scoliose, de rachitisme, d'ostéoporose; associé au phosphore, est indispensable dans le métabolisme du calcium.

Effets d'une carence

Ostéoporose; déminéralisation; carie dentaire.

---

*   Il est à noter que toutes les légumineuses contiennent beaucoup de fer.

Besoins quotidiens

Environ 1 mg/jour.

Très dangereux si le fluor est surdosé. Pris quotidiennement, 2 mg de fluor occasionnent des plaques blanches qui, par la suite, cèdent leur place à des trous allant jusqu'à la perte de la denture. — Un surdosage peut entraîner des accidents rénaux. — À forte concentration dans notre système le fluor aurait des effets cancérigènes. — Un abus de fluor peut amener une calcification des ligaments et des cartilages pouvant ainsi occasionner des déformations et des raideurs articulaires. — Trop de fluor perturbe le métabolisme des hydrates de carbone provoquant l'altération du myocarde et du foie. — Il est important de prêter une attention spéciale aux eaux du robinet trop fluorées. — La source de fluor absorbée devrait toujours être végétale car il semblerait que le fluor de source minérale pourrait favoriser la maladie d'Alzheimer. — Une seule dose de 5 à 10 g de fluor serait mortelle.

Source

Aliments du règne végétal contenant du fluor, que l'on peut consommer sans danger.

Algues, abricot, blé, carotte, chou vert, épinard, graines de tournesol germées, orge, pelure de pomme de terre, persil, pissenlit, radis, raisin, riz complet, tomate.

Iode (I)

Il y a entre 20 et 50 mg d'iode dans notre organisme et l'iode est présent surtout au niveau de la thyroïde.

Fonctions

Un des constituants de l'hormone thyroïdienne essentiel au bon fonctionnement de la glande thyroïde; hypotenseur; antitoxique; dépuratif; élément essentiel de la croissance physique et intellectuelle; maintient une bonne santé de la peau, des cheveux, des ongles et des dents.

Le cuivre favorise l'action de l'iode dans l'organisme.

Effets d'une carence

Goitre ou hypothyroïdie; crétinisme; troubles de la croissance; altération des fonctions intellectuelles; hypotension artérielle; extrémités froides; obésité; manque d'entrain et de vigueur (fatigue); peau sèche, ongles secs, cheveux cassants; nervosité; mycose; constipation.

Facteurs inhibitifs

Alimentation pauvre en produits de la mer.

Besoins quotidiens

Environ 200 µg/jour*.

Source

Aliments du règne végétal contenant de l'iode.

Ail, airelle, algues, amande, ananas, arachide, artichaut, asperge, aveline, baie, banane, bette, betterave, blé, brocoli, carotte, céleri, champignon de Paris, châtaigne, chou, chou chinois, citron, concombre, courge, cresson, datte, épinard, farine complète, figue, fraise, germe de blé, graines de tournesol, groseille, haricot blanc, haricot vert, laitue très verte, maïs, melon d'eau, mûre, navet, noisette, noix, oignon, oseille, pain complet, pamplemousse, patate douce, pêche, pissenlit, poire, poireau, poivron vert, pomme, pomme de terre, prune, pruneau, radis, raisin sec, riz complet, rutabaga, seigle, sel de mer, tomate**.

Magnésium (Mg)

Il y a environ 30 g de magnésium dans notre organisme et le magnésium est présent dans toutes nos cellules.

Fonctions

Essentiel pendant la croissance car il contribue à la fixation du calcium et du phosphore; aide à l'assimilation du calcium et de la vitamine C; maintient le rythme cardiaque; participe à la régénération cellulaire; indispensable pour un bon fonctionnement du système nerveux; stimulateur d'enzyme; essentiel dans la structuration des os et des dents; maintient l'équilibre acide/basique (améliore les estomacs trop acides); renforcit le système immunitaire; antiseptique; anticancéreux; lutte contre le vieillissement; prévient l'irritabilité (stress); a une bonne action sur la peau et les cheveux.

Le magnésium travaille mieux avec les vitamines du complexe B, les vitamines C et D, le calcium et le phosphore.

---

*   Un excès d'iode peut provoquer une surcharge thyroïdienne.

**   Dans 100 g d'algues sèches on trouve 1 000 mg d'iode. Les graines de tournesol contiennent 554 mg d'iode pour 100 g. Les autres aliments contiennent de l'iode à l'état de trace seulement.

Effets d'une carence

Crampes; irritabilité; anxiété; dépression; fatigue; vertige; colère; nervosité; mauvaise circulation; vieillissement; sensible aux infections; confusion; hypercholestérolémie; alcoolisme; retard de croissance; insomnie; problème de peau et/ou alopécie; problème cardiaque (pouls rapide); tremblement (spasmophilie).

Facteurs inhibitifs

Alcool; excès de protéines; diarrhées à répétition; diurétiques à répétition; cuisson des aliments; antibiotiques; contraceptifs oraux; excès de vitamine D, de calcium et de phosphore; excès d'aliments trop riches en graisses.

Besoins quotidiens

Adolescent: entre 250 et 350 mg/jour.
Adulte: entre 300 et 350 mg/jour.
Femme enceinte et celle qui allaite: entre 400 et 500 mg/jour.

Source

Aliments du règne végétal contenant du magnésium.

Abricot, airelle, algues, amande, ananas, arachide, asperge, aubergine, aveline, avocat, banane, bette, betterave, blé, bleuet, brocoli, cantaloup, carotte, céleri, cerise, champignon, châtaigne, chicorée, chou, chou de Bruxelles, chou chinois, chou-fleur, chou frisé, citron, citrouille, concombre, courge, endive, épinard, farine complète, figue, fraise, framboise, germe de blé, goyave, graines de sésame, graines de tournesol, groseille, haricot blanc, haricot de Lima, haricot vert, huile de tournesol, kaki, kiwi, lait maternel, laitue verte, laitue iceberg, lentille, levure alimentaire, maïs, mangue, mélasse, melon d'eau, millet, mûre, navet, nectarine, noisette, noix de cajou, noix du Brésil, noix de coco, oignon, orange, orge, pacane, pain complet, pamplemousse, panais, pâtes alimentaires complètes, patate douce, pêche, persil, petits pois, pistache, poire, poivron vert, pomme, pomme de terre, prune, pruneau, radis, raisin, riz entier, rutabaga, seigle, soja, tomate.

Manganèse (Mn)

Il y a environ 15 mg de manganèse dans notre organisme et il se loge surtout dans le foie, le pancréas, les reins et les intestins.

Fonctions

Élément important dans le métabolisme des sucres, des graisses et des protides; essentiel dans les fonctions hépatiques et rénales; participe à la production enzymatique; antiallergique; anti-infectieux; aide à l'assimilation des vitamines B et E, du fer et au métabolisme du calcium; important contre la nervosité et la fatigue; joue un rôle dans la construction des os; agit un peu comme un carburant de notre système en permettant une bonne digestion et une bonne assimilation.

Le manganèse travaille mieux avec la vitamine E et le calcium.

Le manganèse, associé au soufre et à l'iode, agit comme un puissant antiallergique.

Effets d'une carence

Désordre glandulaire; vertige; problème de minéralisation et de décalcification; fatigue; allergie; stérilité; arthrite; diabète, hypoglycémie; troubles de mémoire; gaz; yeux rouges; hyperthyroïdie.

Facteurs inhibitifs

Aliments transformés, dénaturés; excès de calcium, de phosphore et de fer; excès de lait de vache et de viande.

Besoins quotidiens

Entre 1,5 et 5 mg/jour que nous trouvons facilement dans l'alimentation.

Source

Aliments du règne végétal contenant du manganèse.

Abricot, ail, algues, amande, ananas, arachide, artichaut, asperge, banane, betterave, blé, bleuet, carotte, céleri, cerise, champignon, châtaigne, chicorée, chou vert, citron, concombre, cresson, datte, endive, épinard, figue, framboise, germe de blé, haricot blanc, haricot vert, kiwi, mélasse, noisette, noix, noix de coco, olive verte, orange, pain complet, pamplemousse, pâtes alimentaires complètes, pêche, persil, petits pois, pissenlit, poire, poireau, pois cassés, pollen, pomme de terre, prune, raisin sec, riz, rutabaga, sarrasin, soja, tomate.

Phosphore (P)

Il y a environ 700 g de phosphore dans notre système ce qui en fait le minéral le plus important après le calcium. Il se loge surtout dans les os, les muscles, le cœur et le cerveau.

Fonctions

Avec le calcium et la vitamine D, participe à la formation osseuse et dentaire; essentiel aux fonctions parathyroïdiennes; contrôle l'équilibre acide/basique; rôle important dans la production et les réserves d'énergie; participe à l'assimilation des sucres, des graisses et des protides; empêche la fatigue cérébrale; facilite les contractions du muscle cardiaque; facilite la fonction rénale.

Le phosphore travaille mieux avec les vitamines A, D et F, le calcium, le magnésium, le manganèse et le fer.

Effets d'une carence

Troubles de la croissance osseuse; déminéralisation; rachitisme; maigreur/obésité; caries; problèmes d'ordre nerveux; névralgie; fatigue; faiblesse; troubles de la mémoire; perte d'appétit; respiration irrégulière.

Facteurs inhibitifs

Gras saturés; sucres raffinés; antiacides; excès d'aluminium et de fer.

Besoins quotidiens

Enfant: entre 500 et 1 000 mg/jour.
Adolescent et adulte: entre 1 000 et 1 300 mg/jour.
Femme enceinte et celle qui allaite: entre 1 500 et 1 700 mg/jour.

Source

Aliments du règne végétal contenant du phosphore.

Abricot, ail, airelle, algues, amande, ananas, arachide, artichaut, asperge, aveline, avocat, avoine, aubergine, baie, banane, bette, betterave, blé, bleuet, brocoli, cantaloup, carotte, champignon, châtaigne, chicorée, chou, chou de Bruxelles, chou chinois, chou frisé, chou rouge, céleri, cerise, citron, citrouille, concombre, courge, cresson, datte, endive, épinard, farine complète, fenouil, figue, fraise, framboise, germe de blé, goyave, graines de citrouille, graines de sésame, graines de tournesol, groseille, haricot blanc, haricot de Lima, haricot pinto, haricot vert, huile d'olive, huile de soja, kaki, kiwi, lait de coco, lait maternel, laitue, lécithine de soja, lentille, limette, levure alimentaire, maïs mandarine, mangue, melon d'eau, melon de miel, miel, millet, mûre, navet, nectarine, noix de cajou, noix du Brésil, noix de coco, oignon, olive, orange, orge, oseille, pacane, pamplemousse, panais, papaye, pâtes alimentaires complètes, patate douce, pêche, persil, petits pois, pistache, poire, poireau, pois cassés, pois chiches, poivron vert et rouge, pollen, pomme, pomme de terre, prune, pruneau, radis, raisin, riz complet, rutabaga, sarrasin, seigle, soja, tofu, tomate.

Potassium (K)

Il y a environ 40 g de potassium dans notre système et le potassium est présent à l'intérieur de toutes nos cellules.

Fonctions

Élément essentiel pour l'équilibre de tous les minéraux et oligo-éléments; joue un rôle important dans l'assimilation des sucres, des graisses et des protéines; associé au sodium, assure la pression osmatique et maintient l'équilibre acide/basique; stimule le mouvement péristaltique; participe au bon fonctionnement des surrénales et des reins; équilibre l'eau dans chacune des cellules; associé au calcium, participe à la régularisation de la pression artérielle; essentiel au bon fonctionnement du rythme cardiaque, de l'activité musculaire et du système nerveux.

Travaille mieux en association avec le magnésium, le sodium et la vitamine B_6.

Effets d'une carence

Rétention d'eau; tachycardie; problème de peau sèche ou acné; insomnie; faiblesse musculaire et crampes; saignement du nez; fatigue; nervosité; transpiration; calculs biliaires; diabète; sensation continuelle de soif; réflexes faibles.

L'excès de potassium est rare, toutefois si tel était le cas, il pourrait occasionner des problèmes rénaux.

Facteurs inhibitifs

Alcool; café; diurétiques; stress; excès de laxatifs; diurétiques pharmaceutiques; cortisone; vomissements à répétition; hypoglycémie; colchicine; digitaline; excès de sucre raffiné et de sel.

Besoins quotidiens

Enfant et adolescent: entre 50 et 100 mg/jour.
Adulte: entre 100 et 300 mg/jour.

Source

Aliments du règne végétal contenant du potassium.

Abricot, ail, airelle, algues, amande, ananas, arachide, artichaut, asperge, aubergine, aveline, avocat, baie, banane, bette, betterave, blé, bleuet, brocoli, cantaloup, carotte, cassis, céleri, céleri-rave, cerise, ciboulette, citron, citrouille, champignon, châtaigne, chicorée, chou, chou de Bruxelles, chou chinois, chou-fleur, chou frisé, chou rouge, concombre, cresson, courge, datte, endive, épinard, fenouil, figue, fraise, framboise, germe de blé (germination), graines de citrouille, graines de sésame, groseille, haricot blanc, haricot de Lima, haricot pinto, haricot vert, kaki, kiwi, lait de coco, lait maternel, laitue, lentille, levure alimentaire, limette, luzerne, maïs, mandarine, mangue, mélasse, melon d'eau, melon de miel, millet, mûre, navet, nectarine, noix de cajou, noix du Brésil, noix de coco, olive, orange, orge, oseille, pacane, pamplemousse, panais, papaye, patate douce, pêche, persil, petits pois, pissenlit, pistache, poireau, pois cassés, pois chiches, poivron vert et rouge, pollen, pomme, pomme de terre avec sa pelure, prune, pruneau, radis, raisin, riz complet, rutabaga, salsifis, scarole, seigle, soja, tofu, tomate.

Sodium (Na)

Il y a 100 g de sodium dans notre système et le sodium est principalement présent dans le liquide interstitiel dans lequel baignent les cellules.

Fonctions

Excite l'appétit et stimule la digestion en avantageant la sécrétion des sucs gastriques; joue un rôle important dans le maintien du pH sanguin; assure les contractions musculaires; permet la perméabilité de la cellule; régularise le métabolisme des glandes sécrétoires; important au niveau de l'excitabilité des nerfs.

Le sodium travaille mieux avec le magnésium, le potassium et la vitamine D.

Effets d'une carence[*]

Nausées et/ou vomissements; maux de gorge; crampes; irritabilité; perte d'appétit et de poids; congestion; fatigue; gaz intestinaux; contraction musculaire.

Facteurs inhibitifs[**]

Vomissements et/ou diarrhées à répétition; sudation excessive; perte de sodium dans les urines; excès de diurétiques; excès de laxatifs.

---

[*]   Il est très rare qu'une carence en sodium se produise.

[**]   Un manque de sodium peut être associé à un ou plusieurs de ces facteurs inhibitifs.

Besoins quotidiens

Environ 30 à 100 mg/jour alors que la consommation régulière est d'environ 4 000 mg/jour.

L'excès de sodium est beaucoup plus fréquent et il peut occasionner de l'hypertension, de la cellulite, de la rétention d'eau et des ulcères à l'estomac.

Source

Aliments du règne végétal contenant du sodium.

Abricot, airelle, algues, amande, ananas, arachide, artichaut, asperge, aveline, avocat, aubergine, baie, banane, bette, betterave, blé, bleuet, brocoli, cantaloup, carotte, cassis, céleri, cerise, champignon, châtaigne, chicorée, chou, chou de Bruxelles, chou chinois, chou-fleur, chou frisé, chou rouge, choucroute, ciboulette, citron, citrouille, concombre, courge, cresson, datte, épinard, endive, fenouil, figue, fraise, framboise, germe de blé, goyave, graines de sésame, graines de tournesol, haricot blanc, haricot de Lima, haricot pinto, haricot vert, huile de tournesol, kaki, kiwi, laitue, lentille, levure alimentaire, limette, mandarine, mangue, melon d'eau, melon de miel, mûre, navet, nectarine, noix de cajou, noix du Brésil, noix de coco, olive nature, orange, oseille, pacane, pain complet, pamplemousse, panais, papaye, pâtes alimentaires complètes, patate douce, pêche, petits pois, persil, pistache, pissenlit, poire, poireau, pois chiches, poivron vert, pomme, pomme de terre, prune, pruneau, radis, raisin, raisin sec, riz complet, rutabaga, seigle, seitan, tamari, tempeh, tofu, tomate.*

Tous les aliments contenant du sel et/ou du bicarbonate de sodium sont également bien pourvus en sodium.

Soufre (S)

Il y a environ 300 mg de soufre dans notre système et le soufre est présent dans toutes nos cellules mais surtout dans celles qui sont concentrées en acides aminés soufrés telles que la peau, les ongles et les cheveux.

Fonctions

Joue un rôle d'antitoxique au niveau du foie en permettant d'épurer l'organisme des toxines; reconnu pour être l'ami de la peau, des cheveux et des ongles (a un effet bénéfique sur certaines dermatoses; purifie les voies respiratoires et assure une bonne oxygénation cervicale; intervient dans la synthèse

---

*   Contient plus de 600 mg/100 g de sodium.

de l'hémoglobine; a une action sur la prévention du durcissement des artères; a un pouvoir antioxydant élevé; agit sur la régénération des cellules; stimule la sécrétion biliaire; préviendrait l'arthrose.

Le soufre agit très bien en collaboration avec les vitamines B et C, le manganèse et le cuivre.

Effets d'une carence

Problème de peau (acné); cheveux secs, cassants, fragiles et ternes; ongles cassants; problème hépato-biliaire; allergie.

Besoins quotidiens

Environ 0,85 mg/jour, suffisamment comblé par une saine alimentation.

Source

Aliments du règne végétal contenant du soufre.

Ail, algues, amande, ananas, asperge, blé, carotte, cerise, châtaigne, chou, ciboulette, coing, concombre, cresson, datte, épinard, fenouil, flocons d'avoine, fraise, germe de blé, haricot blanc, lentille, levure de bière, moutarde, navet, noisette, noix, oignon, pain complet, pamplemousse, pêche, persil, pissenlit, poire, poireau, pollen, pomme, pomme de terre, radis, soja, tomate.

Zinc (Zn)

Il y a entre 2,5 et 3 g de zinc dans l'organisme et le zinc se localise surtout dans le foie, le pancréas, les reins, au niveau de la prostate ou des ovaires et de l'hypophyse.

Fonctions

Il est nécessaire au métabolisme du phosphore et des protéines et favorise l'assimilation de la vitamine B; joue un rôle très important au niveau du système immunitaire en favorisant la fabrication des lymphocytes; fait partie des composants de l'insuline; intervient dans le bon fonctionnement du pancréas; actif dans les métabolismes de glucides, lipides et protides; essentiel aux organes reproducteurs et à la prostate; antioxydant, de ce fait, contribue à ralentir le phénomène du vieillissement; aide à la guérison des plaies, blessures et brûlures; associé aux vitamines, assure une bonne respiration cellulaire; facilite la digestion des hydrates de carbone.

Il travaille mieux avec les vitamines A et B, le calcium, le cuivre et le phosphore.

Effets d'une carence

Retard dans la croissance; retard de poids; problèmes dermatologiques; impuissance; stérilité ou maturité sexuelle retardée; malformation du fœtus; taches blanches sur les ongles; cheveux blanchis prématurément; perte des cheveux, cils, sourcils; problèmes de guérison des plaies, blessures, brûlure; prostatite; fatigue; fragile aux infections; perte de l'appétit et du goût; mauvaise tolérance au glucose; flatulences.

Facteurs inhibitifs

Alcool; acide phytique (contenu dans le pain à la levure); excès de vitamine B_6 et de calcium; excès d'aliments en conserve; diurétiques; stress; manque de phosphore; contraceptifs oraux.

Besoins quotidiens

Enfant: entre 5 et 10 mg/jour.
Adulte: entre 15 et 25 mg/jour.
Femme enceinte et celle qui allaite: 30 mg/jour.
Individus carencés: entre 50 et 100 mg/jour.

Source

Aliments du règne végétal contenant du zinc.

Ail, abricot, algues, amande, ananas, avocat, aubergine, banane, blé, bleuet, betterave, carotte, cerise, champignon, châtaigne, chou, citron, citrouille, cresson, datte, épinard, farine complète, figue, flocons d'avoine, fraise, framboise, germe de blé (germination), haricot blanc, haricot pinto, haricot vert, huile de germe de blé, huile d'olive, laitue, lentille, levure de bière, nectarine, noisette, noix, orange, pain complet, pamplemousse, pêche, persil, petits pois, poire, pollen, pomme, pois cassés, pois chiches, pruneau, radis, raisin, riz, soja, tomate.

Les oligo-éléments

Aluminium (Al)

Il y a environ 1 mg d'aluminium par kilogramme de masse dans notre système.

Fonctions

Effet bénéfique contre l'insomnie et l'atonie cérébrale.

L'aluminium est un métal toxique et on soupçonne les ustensiles de cuisine en aluminium, les pansements gastriques antiacides, les antitranspirants et certains aliments traités industriellement de surdoser notre organisme de cet oligo-élément.

Il est maintenant connu qu'un surplus d'aluminium dans l'organisme pourrait causer l'irritation gastro-intestinale, les coliques, le rachitisme, les convulsions (en cas de grande concentration) et même la maladie d'Alzheimer.

Source

Aliments du règne végétal contenant de l'aluminium, que l'on peut consommer sans danger.

Chou, germe de blé, oignon, pelure de pomme de terre, persil, poireau.

Arsenic (As)

Est présent dans l'organisme à des doses infinitésimales. Il est aussi un métal toxique.

Fonctions

Tonique; renforcit le système immunitaire; stimule l'appétit; favorise les échanges nutritifs; joue un rôle bienfaisant dans certaines dermatoses (exzéma, acné).

Source

Aliments du règne végétal contenant de l'arsenic.

Ail, blé entier, carotte, chou, cresson, épinard, germe de blé, laitue, navet, poire, pomme, pomme de terre, riz.

Symptômes d'intoxication

Baisse de vitalité, chute des poils et des cheveux, apparition de taches sombres sur l'épiderme.

Causes d'intoxication

Pesticides, insecticides, herbicides, défoliants, fumée de charbon.

Éléments qui luttent contre l'intoxication

Calcium; iode; sélénium; zinc; vitamine C; ail; acides aminés soufrés.

Brome (Br)

Le brome est un sédatif et un calmant du système nerveux. Il a un effet bienfaisant dans les cas d'insomnie.

Source

Aliments du règne végétal contenant du brome.

Ail, asperge, carotte, céleri, céréales complètes, chou, fraise, germe de blé, haricot vert, lentille, melon, oignon, poireau, pomme, radis, raisin, tomate.

Cobalt (Co)

Le cobalt est nécessaire à la formation de la vitamine B_{12} dont il est l'un des constituants, et tout comme elle, il se concentre surtout au niveau du foie.

Fonctions

Associé au fer, le cobalt est antianémique; associé au fer et au cuivre, il est indispensable à la formation de l'hémoglobine; essentiel à la fixation du fer dans l'organisme; joue un rôle sur le bon fonctionnement du système nerveux sympathique et parasympathique.

Effets d'une carence

Nervosité; fatigue; insomnie.

Un excès de cobalt peut conduire à un excès de globules rouges et à l'apparition du goitre.

Source

Aliments du règne végétal contenant du cobalt.

Abricot, algues, blé entier, cerise, champignon, germe de blé, lacto-fermentation, laitue, légumes verts, légumineuses, lentille, levure de bière, malt, poire, tamari.

Cadmium (Cd)

Le cadmium est un métal peu connu mais très toxique.

Plusieurs facteurs sont en cause dans l'intoxication au cadmium: fumée de cigarette; tuyaux galvanisés; eaux contaminées; thé, café; peinture; soudure; poussière oxydée; crustacés contaminés par les eaux polluées.

Symptômes d'intoxication

Hypertension; hypotension; problèmes rénaux; perte d'appétit et de la sensation du goût.

La vitamine C, le calcium, le zinc et les acides aminés soufrés favorisent la lutte contre l'intoxication au cadmium. Les aliments qui contiennent du cadmium sont à ce jour inconnus.

Chrome (Cr)

Il y a entre 6 et 20 mg de chrome dans notre organisme.

Fonctions

Joue un rôle dans le métabolisme des lipides et ainsi participe favorablement au contrôle du taux de cholestérol dans le sang; participe à l'assimilation des glucides; indispensable à la croissance.

La vitamine C favorise l'action du chrome.

Effets d'une carence

Artériosclérose; cataracte; diabète; perturbe le métabolisme des acides aminés.

Facteurs inhibitifs

Aliments raffinés, transformés et chimifiés, le stress et un surplus de fer.

Besoins quotidiens

Entre 100 et 300 µg/jour .

Source

Aliments du règne végétal contenant du chrome.

Céréales complètes, champignon, cresson, huile de maïs vierge, levure de bière, pelure de pomme de terre, pois.

Lithium (Li)

Il y a entre 20 et 30 µg de lithium dans notre sang.

Fonctions

Essentiel au bon équilibre psychique et à une bonne stabilité émotionnelle; aide à l'élimination de l'urée et de l'acide urique; favorable contre l'hypertension; tout indiqué contre les états maniaco-dépressifs, l'anxiété, l'insomnie, les obsessions et la mélancolie.

La vitamine E rend plus actif l'action du lithium.

Effets d'une carence

Désordres maniaco-dépressifs.

Source

Aliments du règne végétal contenant du lithium.

Algues, betterave, céréales complètes, fruits oléagineux, pomme de terre, radis.

Molybdène (Mo)*

Fonctions

Préviendrait la carie tout comme le fluor; favorise l'absorption du fer et du cuivre par l'organisme; intervient dans le métabolisme des lipides et des glucides.

Facteurs inhibitifs

Sulfates de cuivre; plomb; excès de zinc et de vitamine B_{12}.

Besoins quotidiens

Entre 50 et 100 µg/jour.

Source

Aliments du règne végétal contenant du molybdène.

Céréales complètes, fruits oléagineux, haricot blanc, lentille, sarrasin, soja.

Nickel (Ni)

Il y a environ 10 mg de nickel dans notre système et le nickel se situe surtout dans les os et dans l'artère aortique. Métal toxique.

---

* On dit qu'il serait présent dans bon nombre de légumes verts.

Fonctions

Essentiel à l'assimilation des sucres; intervient dans le métabolisme des lipides; joue un rôle important dans les troubles de la croissance; favorise l'activité enzymatique et celle des vitamines A, B, C et de la rutine.

Source

Aliments du règne végétal contenant du nickel, que l'on peut consommer sans danger.

Blé entier, épinard, farine complète, fève, germe de blé, haricot sec, laitue, lentille, maïs, millet, orge, pâtes alimentaires, persil, pois cassés, riz complet, sarrasin, seigle, soja.

Symptômes d'intoxication

Vertige; stomatite; gingivite; peau sèche; cancer.

Causes soupçonnées d'intoxication

Casserole avec nickel et cadmium; certains cosmétiques; soudure; huile hydrogénée.

Éléments qui luttent contre l'intoxication

Ail; tocophérol; acides aminés soufrés.

Or (Au)

Fonctions

Renforcit le système immunitaire; a une action anti-infectieuse; active la cicatrisation des plaies; joue un rôle au niveau de la protection des artères; a un effet sur les fonctions sexuelles; favorise la jeunesse physique et psychique.

Source

Aliments du règne végétal contenant de l'or.
Levure de bière, malt, orge.

Sélénium (Se)

Il y a environ 15 mg de sélénium dans notre système et le sélénium se situe surtout au niveau du myocarde.

Fonctions

Puissant antioxidant; anticancéreux; stimule les vertus antioxidantes des vitamines C et E; joue un rôle dans le bon fonctionnement du cœur, de la contraction musculaire et de l'excitabilité nerveuse; aide à conserver l'éternelle jeunesse; facilite la fonction pancréatique.

La dose de supplément en sélénium ne devrait pas dépasser 200 µg/jour.

Effets d'une carence

Toxicité au mercure; insuffisance pancréatique; pigment de vieillesse; faiblesse musculaire; trouble hémolytique du sang; état cancéreux.

Facteurs inhibitifs

Mise en conserve; excès de mercure, cadmium, argent, arsenic.

Source

Aliments du règne végétal contenant du sélénium.

Ail, abricot, algues, amande, ananas, avocat, banane, blé entier, bleuet, carotte, céréales complètes, cerise, champignon, chou, citron, farine complète, fraise, germe de blé, germination, graines de sésame, haricot vert, kiwi, laitue, levure de bière, maïs, millet, navet, noisette, oignon, orge, pâtes alimentaires complètes, poire, pomme, radis, raisin, riz complet, sarrasin, seigle, tomate.

Silice (Si)

Fonctions

Contribue à conserver l'éternelle jeunesse car elle aide à garder l'élasticité des vaisseaux sanguins, du tissus conjonctif et du cartilage articulaire; lutte contre la déminéralisation osseuse; joue un rôle dans le phénomène naturel de désintoxication.

Effets d'une carence

Décalcification des os; tendinite; maladie cardiovasculaire; cataracte.

Facteurs inhibitifs

Aliments raffinés et dénaturés.

Les aliments riches en fibres favorisent l'action de la silice.

Besoins quotidiens

Entre 15 et 30 mg/jour.

Source

Aliments du règne végétal contenant de la silice.

Abricot, ail, amande, artichaut, asperge, avocat, banane, betterave, blé entier, bleuet, carotte, céleri, cerise, champignon, chou, chou-fleur, chou-rave, chou rouge, ciboulette, citrouille, citron, concombre, échalote, épinard, farine complète, fraise, graines de tournesol, groseille, haricot blanc, laitue, maïs, melon d'eau, millet, navet, oignon, orange, panais, pâtes alimentaires complètes, petits pois, pissenlit, poire, pollen, pomme, pomme de terre, prèle, prune, pruneau, radis, raisin, rutabaga, riz complet, seigle, son, tomate.

CHAPITRE 5

Dans votre assiette

DES ALIMENTS EN VEDETTE

Qu'est-ce que l'on trouve le plus fréquemment dans l'assiette du Nord-Américain? Certains aliments ont la vedette comme la viande; bœuf, poulet, veau, porc, charcuterie; le poisson; les légumes tels que pommes de terre, carottes, navets, petits pois, brocolis... D'ailleurs, nos goûts pour les légumes se sont fort heureusement diversifiés au cours des dernières années à la faveur d'une importation accrue et de nouvelles techniques de culture. Notre génération a plus de choix que celles qui l'ont précédée. Les desserts se sont raffinés aussi. Les fruits sont plus nombreux et variés, et les recettes sucrées de nos grands-mères comme le sucre à la crème, les gâteaux aux glaçages abondants, les tartes au sucre et les confitures ne se retrouvent qu'occasionnellement sur nos tables désormais.

Par contre, une foule d'autres aliments ne prennent pas encore place dans nos assiettes. Sont-ils si rares ou si mauvais? Il faut bien avouer que notre abondance correspond à nos habitudes, ce qui n'est pas étonnant. Par exemple, le brocoli est devenu populaire au Québec depuis que son approvisionnement est assuré par les producteurs de chez nous à longueur d'année. Avant cela, le brocoli, lui non plus, ne se retrouvait pas souvent dans notre assiette et il faisait figure d'aliment exotique. C'est bien la preuve que nos goûts et nos habitudes peuvent se modifier de façon positive.

Mon souhait est du même ordre: enrichir la gamme des aliments qui peuvent remplir notre assiette. Nous avons la chance de pouvoir nous approvisionner presque sans limite chez nous. Pourquoi n'en profiterions-nous pas? Et puis si je souhaite que d'autres aliments nous soient plus familiers, c'est aussi pour plusieurs autres raisons.

Premièrement, parce que ces aliments sont délicieux et que j'aimerais vous faire partager les plaisirs qu'ils procurent. Deuxièmement, parce que tous ces aliments nous apportent protéines, glucides, lipides, vitamines, minéraux et acides aminés essentiels tout comme le font d'autres aliments plus courants, mais sans leur contrepartie parfois négative. Troisièmement, parce que ces aliments, fort sains, sont très faciles à intégrer dans notre menu quotidien. En fait, seule notre ignorance à leur endroit explique que nous les fréquentions si peu, c'est dommage, mais il est si facile d'y remédier! Pourquoi s'en passer?

Quels sont ces aliments? Il s'agit des céréales, des légumineuses, des graines et des noix et finalement des huiles végétales. J'entends déjà quelques lecteurs s'écrier: c'est «écolo», vieux «jeu», pas ragoûtant et surtout ça fait beaucoup «granola». Évidemment si votre idée des céréales est la «soupane à la mélasse ou à la cassonade» d'autrefois, ou si votre conception des légumineuses repose sur les fèves au lard ou la soupe aux pois de votre grand-mère, je comprends fort bien que vous soyez peu enthousiaste et que vous mettiez même mon bon sens en doute. Aussi je ne vous demande pas de faire un acte de foi et je n'essaierai même pas de vous contredire. Je vous demande seulement de m'accorder, pendant quelques pages encore, le bénéfice du doute. Au fil de ces repas, je vous parlerai de ces aliments pour essayer de mieux vous les faire connaître. Ensuite, vous jugerez!

Mon expérience m'a démontré que les céréales étaient extrêmement variées, bonnes au goût et que leur apport était très bénéfique pour mon alimentation. La mode de la fameuse crème Budwig, par exemple, repose bien sur quelque chose! On peut dire que, sans aucun doute, elle a été brassée par plus d'un. Les céréales, plus d'une dizaine de sortes différentes sans compter les flocons ni les semoules, sont à notre disposition et avec un minimun d'effort de notre part, elles peuvent aussi bien être transformées en petit déjeuner substantiel qu'en repas principal délicieux et nourrissant. Alors, si les *cornflakes* ont fini par vous ennuyer, continuer à lire encore quelques pages pour découvrir une alternative des plus étonnantes.

Quant aux légumineuses, elles n'ont pas besoin de «petit lard salé» ni de mélasse pour être savoureuse. Leur apport est merveilleux: elles débordent de protéines, de vitamines, de minéraux, d'acides aminés essentiels et elles sont très riches en fibres. Elles s'apprêtent d'une centaine de façons différentes et une fois qu'on les a apprivoisées, elles nous simplifient beaucoup la vie.

Les graines et les noix n'existent pas uniquement pour les oiseaux, les adeptes du *peace'n love* ou encore les rachitiques! Si les amandes sont bonnes sur un gâteau, pourquoi ne le seraient-elles pas ailleurs dans notre assiette? Les graines et les noix accompagnent plusieurs plats de façon royale. Leur goût fin et subtil en fait des gourmandises délicieuses, des collations merveilleuses et des mets savoureux! En fait, elles sont si bonnes que l'on en oublie la richesse de leur apport nutritif. Vous découvrirez également comment on peut utiliser les graines et les noix ailleurs que dans l'alimentation.

Les huiles végétales pures, de première pression, sont aussi nombreuses que variées. Vous serez surpris d'apprendre ce qu'elles renferment: elles sont comme une véritable petite bombe à la fois alimentaire et médicinale.

LES GRAINS CÉRÉALIERS

Malgré ce que l'on peut croire, il existe bel et bien une cinquantaine de céréales différentes propres à la consommation. Les céréales ont formé la base de l'alimentation de plusieurs peuples forts et en santé. Le grain céréalier non transformé est du véritable carburant pour la machine humaine. Il nous fournit de l'énergie grâce à sa richesse en hydrates de carbone. Pour ne citer qu'un exemple, les Hounza s'alimentent principalement de céréales complètes et de fruits. Ils cultivent le blé, l'orge, le millet et le sarrasin. Ils optent pour une vie saine et par conséquent la maladie leur est presque inconnue. Les hommes procréent encore à 90 ans, ils travaillent dans les champs à 110 ans et vivent bien souvent jusqu'à 120 ans.

La récolte mondiale de grains céréaliers est estimée à environ 1 milliard de tonnes et ce sont les pays industrialisés qui en sont les plus gros consommateurs. Ils s'en servent, d'une part, pour nourrir les animaux afin d'obtenir de la viande et, d'autre part, pour l'industrie qui les transforme.

Les céréales complètes sont éléments de vie, de santé et de vigueur. Elles sont une bonne source de protéines, de vitamines, de minéraux et de fibres. Contrairement à ce que l'on pourrait penser, une céréale complète, bien cuite, non sucrée et suffisamment mastiquée, aura un effet plutôt alcalinisant qu'acidifiant sur notre système.

Ainsi il serait préférable de supprimer toutes les céréales qui ont été raffinées, transformées, chimifiées et sucrées en industrie. Vous est-il déjà arrivé d'imaginer l'allure que pourrait avoir un bœuf ou un cheval si on enlevait de leur régime alimentaire les céréales complètes pour les remplacer par des céréales sucrées et colorées? L'image projetée pourrait être assez drôle. Toutes les céréales aux formes amusantes et des plus variées contiennent jusqu'à 50 % de sucre blanc et sont tellement raffinées qu'on a dû les enrichir en leur ajoutant des vitamines et des minéraux. Elles contiennent aussi des agents de conservation pour que leur fraîcheur se prolonge. En fait, elles sont loin d'être nutritives, de favoriser une bonne croissance et une dentition saine. Elles ne sont guère plus que des «calories vides». Aux États-Unis, on investit annuellement environ 4 milliards de dollars uniquement pour la publicité télévisée de ces aliments frelatés, transformés et chimifiés qui atti-

rent l'attention des enfants et des parents puisque c'est eux qui
en achètent.

Si vous optez pour des grains céréaliers entiers, des farines complètes et des pâtes et du riz complets, vous faites le
bon choix puisque c'est ce qu'il y a de mieux pour votre santé.

Pourquoi devrait-on consommer des céréales biologiques?

Un bon nombre de produits de synthèse sont utilisés dans la
culture des céréales de même que dans leur transformation. La
vente des pesticides agricoles a littéralement grimpé au Canada
depuis les années 60. Selon Statistique Canada, en 1960, on
évaluait le montant de leurs ventes à environ 19 millions de
dollars, alors qu'en 1984 les chiffres atteignent plus de 600
millions de dollars. Au Québec seulement, la vente des pesticides agricoles est estimée à plus de 150 millions de dollars par
année. Au total, on utilise plus de 2,5 millions de kilogrammes
de pesticides au Québec et 84,8 % de ces pesticides sont utilisés en agriculture. Pour la conservation des graines de semence
des céréales, on utilise, entre autres choses, le carbathienne, le
formaldéhyde, le mancozebe, le manebe, le thirame pour le
contrôle des fonges; le malathion, le gamma-BHC de lindane,
le dioxyde de silicium, le phosphure d'aluminium pour le
contrôle des insectes et le formaldéhyde comme agent antimi-
crobien. Présentement, il y a 113 matières actives qui entrent
dans la formation des 404 produits homologués au Canada pour
la répression des mauvaises herbes dans la culture céréalière.
Après la récolte des grains céréaliers, l'utilisation des insecticides suivants est homologuée pour la période de remi-
sage: mgk synergist 264, butoxyde de pipéronyle, pyréthrine,
malathion, carbone de dioxide. Du côté des usines de transformation des farineux, les insecticides suivants sont homologués: mgk synergist 264, butoxide de pipéronyle, pyréthrines,
malathion, chlorpyriphos-ethyl, alléthrine, bio allethrine, terre
de datomée, bendiocarbe, bromure de méthyle et le propoxur.

Maintenant que l'on a eu un bref aperçu de tous les agents
chimiques que l'on est en droit d'utiliser, on comprendra que le
meilleur choix est la consommation des grains céréaliers biologiques car c'est dans la couche périphérique du grain que se
logent les pesticides. Choisissez le pain de grains entiers biologiques avec farine moulue sur meule de pierre, de cette façon
vous n'aurez aucun doute sur sa qualité.

Les grains de culture BIOLOGIQUE nous viennent d'un sol riche en sels minéraux et en oligo-éléments, sans pesticides ni désherbants, sans agents de conservation ni additifs chimiques.

LA RICHESSE DU GRAIN CÉRÉALIER

Les protéines

La valeur en protéines des grains céréaliers varie entre 7 % et 12 % de leur poids. On observe dans les protéines des grains céréaliers une déficience en lysine qui est un acide aminé essentiel. Le maïs, pour sa part, sera plus pauvre en tryptophane. Consommées avec d'autres aliments riches en lysine, comme les légumineuses, les céréales auront une valeur protéinique de première qualité.

Les glucides

Les grains céréaliers renferment entre 70 % et 76 % d'amidon qui se transforme en glucose par le processus de la digestion, et devient immédiatement une source importante d'énergie pour notre système.

Les lipides

Les grains céréaliers sont très pauvres en lipides. Ils en renferment de 2 % à 4 % du poids du grain. Les lipides du grain se trouvent surtout dans le germe qui est d'une qualité exceptionnellement riche en acides gras insaturés et en vitamine E.

Les vitamines et les minéraux

Le grain céréalier complet possède dans sa couche extérieure et dans son germe une bonne quantité de vitamines du groupe B. Les grains sont aussi pourvus de potassium, de calcium, de sodium, de magnésium, de fer, de phosphore, de chlore, de soufre, de silice, d'iode et de brome.

Le raffinage de la céréale contribue à une perte considérable des vitamines du groupe B, particulièrement de la vitamine B_1. Il faut savoir, par exemple, que 1 mg de pain de blé entier renferme 0,60 mg de vitamine B_1 et que 1 mg de pain blanc en renferme 0,07 mg! Les gros consommateurs de céréales raffinées et de sucre sont susceptibles de connaître une dégénérescence plus ou moins marqués de leur organisme.

L'avoine

Les Écossais et les Scandinaves ont fait une place de premier choix à l'avoine dans leur alimentation. Ils sont reconnus pour avoir une excellente endurance physique et des nerfs résistants.

L'avoine contient environ 368 calories, 12 g de protéines, 5 g de lipides, et 66 g de glucides/100 g, du potassium, de la silice, du calcium, du magnésium, du phosphore, du sodium, du fer, du cuivre, du zinc, des vitamines B_1, B_2, B_3, B_6, B_9, de la carotène et des traces de vitamines B_{12} et D. Elle contient une hormone de croissance, appelée auxine, et c'est pour cette raison qu'on la recommande fortement aux enfants. L'avoine est une céréale réchauffante que l'on consommera principalement l'automne et l'hiver. De plus, elle renferme une substance stimulante, l'avenose, qui en fait une céréale tout à fait indiquée pour les gens actifs.

L'avoine a aussi une propriété hypoglicémiante et est très appréciée des diabétiques conscients de leur état. Elle a une action stimulante sur le fonctionnement de la glande thyroïde. On a découvert qu'elle possédait également une hormone très semblable à la folliculine qui lui permettrait d'agir sur l'impuissance et la stérilité de façon positive. Par contre, l'avoine est tout à fait déconseillée aux goutteux à cause des purines qu'elle contient.

Pour obtenir une boisson laxative et diurétique, il suffit de faire bouillir 4 tasses (1 L) d'eau pendant ½ heure, d'y ajouter environ ½ oz (20 g) de flocons d'avoine et de filtrer l'eau ensuite. Les flocons d'avoine favorisent aussi la lactation.

On trouve sur le marché l'amande d'avoine ou le grain d'avoine, l'avoine coupée, les flocons d'avoine et la farine d'avoine. Les grains ou les flocons d'avoine peuvent très bien se moudre dans un moulin à café. Délicieuse, la farine d'avoine donnera aux pâtisseries et au pain confectionnés à partir de blé entier une texture moelleuse et plus légère.

Le blé

Le blé, céréale qui nous est très familière, constitue la base de notre bon pain quotidien. La culture du blé est très ancienne, en

Chine on le cultivait 3 000 ans avant l'ère chrétienne, alors que dans l'Antiquité, il était la principale culture en Égypte.

Le blé contient environ 330 calories, 14 g de protéines, 2 g de lipides et 69 g de glucides/100 g, du phosphore, du potassium, du magnésium, de la silice, du calcium, du soufre, du sodium, du brome, de l'iode, du chlore, du fluor, du zinc, du manganèse, du cobalt, du cuivre, de l'arsenic, des vitamines A, celles du groupe B, et des vitamines D, E et K.

Le blé entier est la céréale la plus riche en hydrates de carbone donc celle qui donne le plus de carburant à l'organisme. Elle est appréciée des gens actifs pour le regain d'énergie qu'elle procure.

Le grain de blé complet contient le germe, le son et l'amande. Le blé se classe en différentes espèces selon la nature et le contenu de l'amande: le blé mou ou tendre, le blé dur, le blé durum, l'épeautre et le kamu. Le blé durum servira surtout à la fabrication des pâtes alimentaires. L'épeautre, pour sa part, est une variété de blé dur, qui ne contient pas ou peu de gluten. Le gluten est une substance à laquelle plusieurs personnes peuvent être allergiques.

Le blé mou ou tendre

Le blé mou contient plus d'hydrates de carbone et moins de gluten que le blé dur. À partir de la farine de blé mou, on prépare les pâtisseries et les crêpes.

Le blé dur

Le blé dur contient beaucoup de gluten et est très utilisé pour la fabrication du pain et du seitan.

Outre la farine, le blé dur se prête à plusieurs transformations:

Le blé concassé:

le blé concassé est la fragmentation du grain du blé. Sa cuisson est plus rapide que celle du grain entier.

Le boulghour:

le boulghour est très connu des Libanais. Il est obtenu à partir du blé dur, prégermé, semi-cuit, séché, et grossièrement concassé. Il sert à préparer plusieurs mets et constitue une alternative au riz à cuisson rapide. Le boulghour conserve une bonne valeur nutritive.

La semoule ou crème de blé:

la semoule est obtenue à partir du grain qui est finement concassé. Sa cuisson est très rapide. Sa valeur nutritive est tout aussi intéressante que celle du grain.

Quatre-vingt-dix pour cent de la semoule servira à la fabrication des pâtes alimentaires. On la mélange avec de l'eau et on lui donne différentes formes. Les pâtes sont ensuite séchées, coupées et préparées pour la vente.

Le couscous:

dans la langue arabe on le nomme *T'AAM*, qui signifie mets national traditionnel des pays d'Afrique du Nord: Algérie, Maroc et Tunisie. En Amérique du Nord, on appelle couscous cette semoule qui a été réhydratée, granulée et ensuite séchée. Sa valeur nutritive est semblable à celle de la semoule ordinaire et elle sert surtout d'accompagnement aux plats principaux.

La farine de blé entier

La farine de blé entier, qui rancit facilement, doit être consommée dès qu'elle est moulue car elle perd rapidement la vitamine E qu'elle contient. Une farine de première qualité doit provenir d'une culture biologique, être moulue sur une meule de pierre, puis conservée dans un contenant hermétique, dans un endroit très frais. Quand on utilise une meule de pierre, le grain est moulu très lentement, sans être chauffé, ce qui empêche l'oxydation. De plus, la meule n'accepte pas les grains qui ne sont pas mûrs ou humides, par conséquent la farine sera de très bonne qualité.

Le pain

On dit que le pain existe depuis plus de 4 000 ans et qu'il fut le fruit du hasard: on aurait laissé à l'air ambiant une galette de céréales depuis deux ou trois jours. L'aspect et le goût de la galette avaient changé sous l'action de la flore présente dans la farine et dans l'air. Le processus complexe de la fermentation venait d'être découvert et le premier «pain» aussi.

Pendant des millénaires, les techniques de fabrication du pain demeurèrent simples: on utilisait peu d'ingrédients, c'est-à-dire de la farine complète, de l'eau, du levain et du sel.

C'est à partir du XXe siècle que naquirent la modernisation, l'industrialisation et la mécanisation, et par la même occasion, *le pain blanc*. On voulait d'abord trouver un pain qui se conserve facilement. Puisque l'huile contenue dans le germe rancit rapidement, on décida de retirer le germe de blé présent dans le grain. Par la suite, on cherchait à obtenir un pain d'une texture légère et comme le son qui était lourd empêchait la pâte de lever facilement, on décida donc de l'enlever également. Finalement, on ajouta plusieurs ingrédients au pain pour blanchir la farine, pour conserver sa légèreté et pour éviter qu'il ne moisisse. On se retrouva donc avec un pain tellement pauvre en nutriments qu'il fallut lui ajouter quelques vitamines. Il n'y a pas de crainte à avoir au sujet de la conservation de ce type de pain, la farine blanche ne rancit pas.

Composition d'un pain de marque courante

Farine blanche, glucose, shortening d'huile végétale et/ou de palme modifiée et/ou hydrogénée, sel, levure, stéaryl 2-, lactylate de sodium, sulfate de calcium, bromate de potassium, chlorure d'ammonium, monoglycérides, propionate de potassium.

Une tranche de pain blanc renferme environ *10 calories de plus* qu'une tranche de pain complet. De plus, le pain blanc a perdu de 15 à 20 minéraux, de 10 à 12 vitamines, le germe et le son, tous des éléments essentiels à une bonne santé.

Pain au levain ou pain à la levure?

De la farine et de l'eau, laissées dans un endroit chaud, deviendront du levain par fermentation, alors que cette même levure qui est cultivée, appelée levure de boulangerie, est tout simplement un champignon microscopique unicellulaire.

Le secret pour obtenir un pain nourrissant c'est *le temps*. Il est nécessaire de laisser la pâte lever pendant plusieurs heures pour que les levures puissent agir. Nos ancêtres prenaient une journée pour faire leur pain. Un bon nombre d'heures réservées au travail des levures engendrera un milieu acide qui deviendra défavorable à la multiplication des germes pathogènes. La lenteur du processus favorise l'action des diastases protéolytiques sur les protéines de la pâte, ce qui les rend plus facilement assimilables. Les levures contiennent elles aussi une enzyme, la phytase, qui brise le complexe acide phytique minéral, qui est inassimilable, et permet au calcium, au fer et au zinc d'être assimilés adéquatement. Plus les levures se multiplient, plus il y aura de phytase. Si le travail des levures est suffisamment long, le taux initial d'acide phytique sera réduit. En résumé, le meilleur pain est celui qui a été fait avec soin et lenteur. Personnellement, je vous recommande fortement d'essayer le pain biologique au levain à cause de son goût riche et particulier. Par contre, si vous désirez faire la transition du pain blanc vers un pain plus complet, je vous conseille d'essayer le pain biologique à la levure, le changement sera moins drastique.

Est-ce que le pain fait engraisser?

Le pain de blé entier fait d'ingrédients biologiques est sain et naturel. Cent grammes de pain complet contiennent environ 1 g de lipides et 50 g de glucides alors que les rations quotidiennes sont d'environ 60 g de lipides et de 450 g de glucides. Ainsi la prise de poids n'est pas due uniquement à la consommation de pain mais surtout à la quantité et à la qualité des garnitures que l'on ajoute sur nos tranches de pain. À mon avis, tout régime alimentaire équilibré devrait contenir du pain complet biologique qui est l'un des meilleurs aliments qui soient.

Le germe de blé

Le germe de blé est un aliment d'une étonnante richesse. Il contient 42 % de protéines et 12 % de lipides. Il renferme des minéraux: calcium, potassium, phosphore, fer, soufre, magnésium, sodium; des oligo-éléments: manganèse, cuivre, brome, aluminium, nickel, zinc, iode; des vitamines: A, B_2, B_3, B_5, B_6, C, D, E; des acides aminés: arginine, liptine, histidine, isoleucine, leucine, lysine, méthéonine, phyéxylalanine, thréonine, tryptophane, valine; des glucides: amidon, saccharose.

Étant donné sa très grande valeur nutritive, le germe de blé est reminéralisant, fortifiant, antianémique et stimulant. C'est un aliment très fragile qui rancit facilement. Il est nettement préférable de choisir le germe de blé qui est déjà préemballé que l'on a conservé au réfrigérateur plutôt que celui qui est rôti et gardé à la température ambiante.

Le gluten

Le gluten est la partie protidique du blé, c'est-à-dire la partie renfermant les acides aminés. Le bioxyde de carbone est une substance qui se trouve dans le gluten et qui produit la levure permettant au pain de lever. Le gluten contient deux protéines principales qui sont la glutéine et la gliandine. Un fois que l'on a obtenu la farine à partir du grain de blé, le gluten peut facilement être séparé des autres composants en y ajoutant de l'eau, en pétrissant puis en faisant lever la pâte. La gliandine permet au gluten de se transformer en une pâte lisse, élastique et d'éliminer l'amidon du son.

Le gluten est une excellente source de protéines spécialement lorsqu'il est accompagné d'aliments riches comme la sauce tamari ou la farine de soja.

Sur le plan nutritif:

1 tasse de gluten cru = 72 g de protéines environ

1 tasse de viande hachée = 45 g de protéines environ

1 tasse de soja = 40 g de protéines environ

1 œuf = 6 g de protéines environ

Le gluten renferme environ 24,7 g de protéines, 3,7 g d'hydrates de carbone, 0,3 g de lipides et 110 calories/100 g, alors que dans le bœuf on compte 20 g de protéines, 139 g de lipides et 192 calories/100 g.

Le seitan

Le seitan est un sous-produit du blé et il est fabriqué à partir du gluten présent dans le blé dur. Il a un goût délicieux et facilite la transition d'une alimentation carnée vers une alimentation végétale. Il est une excellente source de protéines et il contient tous les acides aminés essentiels.

Le maïs

Le maïs, ou blé d'Inde, date d'environ 3 600 ans av. J.-C. et serait originaire d'Amérique centrale. Il fut la base de l'alimentation des civilisations précolombiennes. Le maïs a joué un rôle de premier plan dans la civilisation amérindienne. On fabriquait des *tortillas*, galettes faites de farine de maïs. Pour les

Mexicains et les Indiens du sud des États-Unis, la *tortilla* occupait la même place que le pain de blé pour nous.

Les grains de maïs sont totalement dépourvus de gluten. Le maïs contient environ 355 calories, 9 g de protéines et 69 g de glucides/100 g. C'est la céréale la plus riche en lipides. Il renferme également beaucoup de magnésium, de calcium, de phosphore, de fer, de vitamines A, B_2, et E. Cependant, le maïs est déficient en vitamine B_3 et une consommation quasi exclusive de cet aliment conduirait à la pellagre. La lysine est aussi absente du maïs.

Lorsque les grains sont séchés, on peut les réduire en semoule.

La semoule de maïs:
elle se mange comme céréale chaude le matin ou sert à la fabrication de la polenta, qui est une boullie très épaisse enrichie ou non de légumes, que l'on découpe en carrés. La polenta est originaire de l'Italie.

La farine de maïs:
d'une jolie couleur jaune, elle se marie très bien à d'autres farines pour la fabrication de pains, de gâteaux, de biscuits et de muffins. Seule, elle sert à confectionner de délicieuses *tortillas*.

Les flocons de maïs:
c'est ce que l'on appelle les *corn-flakes*. Ils sont à base de farine de maïs. Ils ne sont pas des plus nourrissants, mais sans additifs chimiques ni sucre, ils peuvent toujours servir de «grignotines» ou pour un petit déjeuner léger.

Le maïs soufflé (pop-corn):
il provient de la cuisson d'une variété de petits grains de maïs. La chaleur fait éclater l'endosperme et le résultat final se traduit par un volume du grain jusqu'à trente fois plus gros que celui du grain au départ. Le maïs soufflé renferme toute les propriétés nutritives du grain et, consommé nature, il constitue une très bonne collation pauvre en calories.

La fécule de maïs:
la fécule est obtenue à partir de l'amidon du maïs moulu en une très fine poudre. Elle est bien connue comme agent épaississant de piètre qualité nutritive puisqu'elle contient des traces de nutriments, 350 calories, des traces de pro-

téines, 80,3 mg de glucides et des traces de lipides/100 g (plus d'une demi-tasse).

Le sirop de maïs:
il est obtenu par hydrolyse de l'amidon et contient surtout du glucose. Il renferme environ 60 calories, 15 mg de glucides, 10 mg de calcium, 0,8 mg de fer et 0,4 mg de magnésium/cuillerée à table (15 ml).

Les soies de maïs:
ou les stigmates (ce sont les cheveux qui recouvrent l'épi de maïs) sont très efficaces contre les problèmes de vessie, des voies urinaires, des reins ou comme diurétiques. On prépare une tisane comme suit: une poignée de soies dans un litre d'eau pure que l'on fait bouillir pendant 10 minutes et que l'on filtre. Boire la tisane dans la journée.

L'huile de maïs:
l'huile de maïs est extraite du germe de maïs. Vous pourrez lire tous les bienfaits qu'elle procure dans le chapitre 8 qui traite des huiles.

Contrairement à l'avoine, on recommande de manger le maïs en saison chaude parce qu'il diminue les échanges par son effet modérateur sur la glande thyroïde. Le maïs est une céréale qui complète très bien un régime alimentaire varié car il est nutritif, énergétique et reconstituant.

Le millet

Le millet est originaire de Chine. Dès l'an 2 700 av. J.-C., c'est l'une des plantes que l'empereur et les princes semaient chaque année pendant les cérémonies religieuses. Le millet est encore abondamment cultivé en Afrique, en Europe de l'Est, dans le nord de la Chine, de la Corée et du Japon. Il constitue l'alimentation de base de plusieurs peuples. Dans l'Antiquité, les Tartares (peuple de la Crimée) l'employaient pour fabriquer de la bière. On a également retrouvé le millet dans des dépôts préhistoriques de la Suisse, de l'Italie et de la Hongrie. Les anciens peuples grecs, romains et celtes l'ont aussi cultivé. Et maintenant, en Orient, on consomme le millet comme nous nous consommons le gruau d'avoine. Chez les Indiens le «millet shama» est un plat des jours de jeûne. En Amérique du Nord, la majorité des récoltes vont directement aux oiseaux. Le millet contient environ 327 calories, 10 g de protéines, 73 g de glucides et 3 g de lipides/100 g. Il renferme aussi des vitamines A, B, surtout la riboflavine, des minéraux tels que le calcium, le potassium, le magnésium, le fer, le phosphore, la silice, le fluor et le brome. Il contient tous les acides aminés essentiels sauf qu'il est légèrement déficient en lysine et en méthionine. Le millet est une céréale qui rendra le système alcalin. De plus, il ne contient pas de trace de gluten donc il convient parfaitement aux gens qui sont allergiques à cette substance. Il est aussi très digestible. Le millet contribue à maintenir des nerfs solides, une bonne dentition, des cheveux sains et des ongles en santé.

La farine de millet peut être ajoutée à la farine de blé entier pour la préparation de vos mets favoris.

L'orge

L'orge est l'une des plus anciennes céréales cultivées. On a trouvé, dans un tombeau égyptien, datant de 4 400 ans av. J.-C., un morceau de pain d'orge fermenté. Il y a plus de 4 000 ans, on trouvait déjà de l'orge au Nepal et en Abyssinie. Dans l'Antiquité, la farine d'orge était, paraît-il, la principale source d'alimentation des soldats juifs. Plus tard, l'orge fut très appréciée des Grecs, qui voulaient avoir un corps robuste, et, en Chine, par ceux qui désiraient fortifier leur système nerveux. Aujourd'hui, ce grain est surtout utilisé pour la production de malt (grains d'orge germés) qui entre dans la fabrication de la bière.

L'orge contient environ 347 calories, 10 g de protéines, 78 g de glucides et 1 g de lipides/100 g. Il renferme aussi des vitamines B_2, B_3, B_4, B_5, et E, du calcium, du potassium, du magnésium, du fer, du phosphore, du chlore et du fluor.

Il est préférable d'utiliser l'orge mondé plutôt que l'orge perlé. L'orge mondé est de l'orge simplement débarrassée de son enveloppe extérieure, tandis que l'orge perlé a subi plusieurs transformations: il a été poli, blanchi et débarrassé de son germe et de ses fibres. Il a perdu une quantité appréciable de ses protéines et de ses minéraux.

L'orge se digère facilement, même par les estomacs les plus capricieux, et a la propriété d'être très rafraîchissante. On peut préparer une boisson à l'orge de la façon suivante: mettre 40 g d'orge mondé dans un litre d'eau pure. Faire bouillir pendant 30 minutes, filtrer, refroidir et boire à volonté. De cette façon, on obtient une boisson à la fois très désaltérante et légèrement laxative.

Au malt d'orge grillée, on ajoute de la chicorée et des racines de betteraves pour en faire un substitut de café. On fait d'abord germer le grain, cette germination contrôlée s'appelle le «maltage». Lorsque le grain est germé à point, on le fait rôtir et il se vend en grains ou moulu dans la plupart des marchés d'aliments naturels. Son goût se rapproche étonnamment de celui du café soluble. L'orge servira aussi à faire du sirop et du miso.

Le malt

Le malt est obtenu à partir de l'orge germée. Il est séché puis moulu. Son goût est très sucré et il peut être employé sans effet nocif pour remplacer les matières sucrantes dans les recettes. Le malt a une très bonne qualité nutritive.

Les flocons d'orge:
    c'est la partie qui reste dans le tamis après que l'orge a été débarrassée de son enveloppe, écrasée puis tamisée afin d'être débarrassée d'une partie de sa farine.

La farine d'orge:
    elle peut être ajoutée à la farine de blé entier pour la préparation de vos mets préférés.

L'orge est tout à fait indiquée dans les cas d'hépatisme, pour les problèmes des voies urinaires, l'hypotention, la constipation, la déminéralisation et les problèmes d'affections pulmonaires comme la bronchite.

Le quinoa

Le quinoa est originaire de l'Amérique du Sud. Depuis des générations, les Péruviens, les Boliviens et les Chiliens l'utilisent bouilli en remplacement du riz, moulu pour obtenir une crème, en farine, broyé ou bouilli comme le gruau ou pour la fabrication de la bière, appelée *chicha de quinoa*. Bien que le quinoa soit très nouveau dans notre alimentation, ce petit grain de couleur crème a une saveur douce et très agréable. En cuisant, le grain augmente plusieurs fois son volume. Sa culture n'est pas adaptée à notre climat, surtout à cause des journées trop courtes en saison ce qui explique sa rareté chez nous. Le quinoa nous offre une belle qualité nutritionnelle. Il est le plus riche en protéines de tous les grains céréaliers. Il contient aussi tous les acides aminés essentiels. Il renferme des vitamines du groupe B et de la vitamine E, du phosphore, du fer et du calcium. Le quinoa est une nouvelle richesse à intégrer à notre alimentation.

Le riz

Qui d'entre nous ne connaît pas le riz? Il forme la base alimentaire de plus de la moitié de la population du globe.

- Il existe environ 1 500 variétés de riz sur 3 000 environ qui sont présentement connues. En Chine, 2 800 ans av. J.-C., le riz avait une signification religieuse.

Le riz brut, c'est-à-dire tel qu'il est récolté, s'appelle riz «paddy». Il subit un premier décorticage essentiel, à l'aide de rouleaux de caoutchouc ou de meules, qui permet d'enlever l'enveloppe dure et non comestible, la balle, qui recouvre le grain de riz. Une fois cette enveloppe enlevée, le riz brut devient du «riz complet». Le riz complet contient beaucoup d'amidon, mais il existe une variété qui renferme une substance glutineuse d'où son nom de «riz glutineux». Une fois cuite, cette variété reste très collante et elle est recherchée par les Asiatiques pour la fabrication de galettes gélatineuses.

Le riz complet contient environ 360 calories, 8 g de protéines, 2 g de lipides et 77 g de glucides/100 g. Il contient aussi des vitamines du groupe B, à l'exception de la vitamine B_{12}, du calcium, du potassium, du sodium, du magnésium, du fer, du phosphore, du chlore, du soufre, de la silice, de l'iode, du sélénium, du sodium, du fluor et de l'arsenic. Il renferme aussi la plupart des acides aminés essentiels, ce qui en fait une céréale très bien équilibrée.

Le riz a la propriété d'être énergétique, constructeur, hypotenseur et il semblerait favoriser l'élimination de l'urée. Il est tout à fait indiqué pendant la croissance, en période de surmenage et de nervosité. Le riz est facile à digérer et est souvent le premier aliment du bébé. Le riz complet rend le système alcalin.

Le riz blanc, pour sa part, a droit à un autre polissage, qui décortique le grain en enlevant le péricarpe (l'enveloppe jaune ou brune) qui recouvre le grain, l'assise protéique ainsi que le germe. On obtient alors le riz blanc. Le grain est ensuite dépoussiéré puis enrobé de talc et de glucose. Le riz raffiné n'est guère plus qu'une denrée glucidique. Il lui reste 8 % de protéines, moins de 1 % de lipides, moins de 0,6 % de minéraux, moins de 0,5 % de fibres et il a perdu toutes ses vitamines. Il n'a gagné que des calories. En effet, le riz raffiné contient 365 calories par 100 g.

On trouve sur le marché du riz complet sous plusieurs formes, entre autres, le riz soufflé qui fut inventé par Alexandre Anderson, à New York, au début des années 1900. Pour obtenir le riz soufflé, on le chauffe à une température d'environ 500°F (260°C) sous vide, avec une pression de 200 livres au pouce carré (100 kg/2,5 cm^2. Étant donné que le riz contient à peu près 20 % d'eau quand il est sec, dès que l'on ouvre le récipient l'eau cherche à s'évaporer et ainsi le grain gonfle de huit fois son volume initial. Quoiqu'elle ait perdu plusieurs de ses propriétés, la céréale de riz soufflé peut être intéressante comme «grignotine» si elle ne contient pas de sucre ni d'agents de conservation.

Le riz complet qui a été grossièrement moulu permet d'obtenir une semoule qui constitue un déjeuner succulent et très nourrissant.

La farine de riz complet peut très bien s'additionner à n'importe quelle autre farine pour augmenter les valeurs nutritives. Le cataplasme de farine de riz est idéal dans les cas d'inflammations cutanées.

L'eau de riz est un remède de grand-mère efficace contre la diarrhée. Elle se prépare comme suit: mettre ½ tasse (125 ml) de riz complet dans 3 tasses (750 ml) d'eau pure. Faire bouillir pendant ½ heure et filtrer. Boire à volonté.

Le riz nous donne aussi d'autres produits tels que le vinaigre, l'alcool, la bière, la poudre de riz, l'amidon, etc.

Le riz sauvage est un riz qui pousse en Amérique du Nord. Ses grains sont plus longs que ceux du riz et de couleur noirâtre. Il est complet et possède à peu près les mêmes valeurs nutritives que le riz brun. On peut l'ajouter au riz complet pour jouer «les couleurs»! Son goût rappelle un peu celui de la noisette fraîche.

Le sarrasin

Qui n'a jamais entendu parler de la galette de sarrasin à Séraphin? On appelait aussi le sarrasin «le blé noir», qui était le blé des gens pauvres. Le sarrasin est originaire du nord et du centre de l'Asie. En Chine, sa culture date de plus de 1 000 ans. C'est la Bretagne qui consomme et produit le plus de sarrasin, mais en Russie, en Pologne, au nord-est de la Chine, il constitue également un aliment de base. Au Japon, on connaît bien le sarrasin sous forme de nouille appelée *soba*.

Le sarrasin contient environ 290 calories, 10 g de protéines, 2,5 g de lipides et 70 g de glucides/100 g. Il contient aussi des vitamines B_1, B_2, B_3, B_5 et E, du manganèse, du phosphore, du calcium, du fer et des oligo-éléments comme le molybdène et le sélénium. Grâce au tryptophane qu'il contient, on considère que ses protéines sont comparables à celles de la viande. Le sarrasin est particulièrement riche en rutine qui protégerait nos vaisseaux sanguins contre le vieillissement prématuré.

Le sarrasin, très énergétique et nutritif, est pauvre en gluten. De plus, il a la propriété de réchauffer notre système. Il est donc très bien apprécié pendant la saison froide.

Le kasha:

le kasha est le grain de sarrasin qui a été rôti. Son goût est assez corcé. Pour les premières utilisations, il est préférable de le mélanger au grain original afin de se faire au goût.

La farine de sarrasin peut être mélangée à la farine de blé entier pour confectionner les pâtisseries, les crêpes, les muffins...

Le seigle

Le seigle constitue la principale farine à pain en Russie, en Allemagne, en Pologne et en Norvège. Les Russes fabriquent depuis longtemps une boisson à partir de pain de seigle, de mélasse, de raisin et d'eau. Fermenté pendant une nuit et embouteillé aussitôt, le produit fini est comparable à notre bière d'épinette. Le pain de seigle est plus massif que le pain de blé car il est un peu moins riche en gluten. Par contre, le seigle est plus riche en lysine que le blé. Le seigle contient environ 334 calories, 11 g de protéines, 3 g de lipides et 73 g de glucides/100 g. Il est particulièrement riche en vitamine E, en potassium, en phosphore, en magnésium et en calcium et il contient aussi du fer, du soufre, de la silice, du sodium, du chlore, de l'iode et du brome. Dans les pays où l'on consomme beaucoup de seigle, les maladies cardio-vasculaires et/ou l'artériosclérose sont à peu près inconnues.

Le seigle est tout à fait indiqué dans les cas d'artériosclérose, d'hypertension, d'affections vasculaires et d'hypertension. Il a la propriété d'être fluidifiant pour le sang, énergétique et constructeur.

La farine de seigle est panifiable et peut aussi être mélangée à la farine de blé entier ou à n'importe quelle autre farine pour la préparation de nos recettes préférées.

Les flocons de seigle font une très bonne concurrence aux flocons d'avoine pour le petit déjeuner.

Le son*

Le son est l'enveloppe externe du grain de la céréale. Cette enveloppe est appelée «péricarpe». Quand les grains céréaliers passent au blutage, on peut facilement séparer le son du grain entier. Le son se compose de deux fibres végétales: la cellulose et l'hémicellulose. Ces deux fibres sont des glucides complexes, les polysaccharides, qui ne sont pas dégradés par nos sucs digestifs. L'homme ne possède pas dans son système les diastases nécessaires à la digestion de la cellulase. Seuls les ruminants sont capables d'assimiler le son. C'est grâce à ce phénomène de non-assimilation que le son représente pour l'homme des propriétés remarquables. En effet, étant donné que le son n'est pas dégradé, il a le pouvoir d'augmenter en volume le bol alimentaire et fécal. Le son absorbe l'eau jusqu'à 20 fois son volume initial. Par cette merveilleuse transformation, il permet de favoriser le transit intestinal prévenant ainsi diverses affections connues telles que la constipation, les diverticulites, l'appendicite, les hémorroïdes et le cancer du colon.

Nous retrouvons le son à l'état naturel dans le pain complet, les céréales complètes, les farines complètes, les flocons de céréales provenant de grains complets.

Tous les aliments riches en fibres végétales non digestibles tels que les fruits, les légumes, les légumineuses, ainsi que les fines herbes sont aussi très bénéfiques pour notre santé.

---

* Pris avant le repas, le son agira comme coupe-faim idéal et naturel pour les personnes voulant perdre du poids.

Une ration quotidienne de 3 cuillerées à table (45 ml) de son par jour consommée régulièrement aidera le plus capricieux des intestins à se libérer et favorisera ainsi votre bonne humeur au grand plaisir de votre entourage!

On peut prendre une cuillerée à table de son de blé, suivie d'un grand verre d'eau pure, de 20 à 30 minutes avant les repas ou 1 heure après.

EN CONCLUSION

Douze règles d'or

1. Tous les grains céréaliers et leurs dérivés doivent être conservés dans un pot de verre ou un plat hermétiquement fermé dans un endroit frais et sec pour éviter le rancissement.

2. Tous les grains céréaliers moulus grossièrement dans le moulin à café fournissent une délicieuse et nourrissante semoule ou crème.

3. Tous les grains céréaliers moulus plus finement fournissent une farine complète prête à être utilisée.

4. Griller les grains céréaliers ou les farines sur une plaque de cuisson au four jusqu'à ce qu'ils soient dorés et dégagent une odeur agréable. Les grains grillés ont une bonne saveur et sont moins collants. De plus, le rôtissage transforme l'amidon présent dans la céréale en dextrine, ce qui facilite leur assimilation. Une céréale qui a été rôtie est déjà précuite. La farine de blé entier brune épaissit mieux les sauces et cuit plus rapidement.

5. Certains grains céréaliers doivent absolument être trempés avant d'être cuits, sinon ils cuiront difficilement ou pas du tout. Cuire les grains dans leurs eaux de trempage afin de conserver la vitamine B.

6. Éviter de trop rincer les grains céréaliers avant de les faire cuire car le rinçage fait perdre une partie de la vitamine du groupe B. Préférer des céréales de culture biologique.

7. Cuire les céréales dans la plus petite quantité d'eau possible pour qu'elles conservent la vitamine B.

8. Plus il y a d'eau, plus les céréales seront collantes.

9. Une cuillerée à table (15 ml) d'huile ajoutée dans l'eau de cuisson empêchera les grains de coller.

10. On peut avantageusement remplacer l'eau de cuisson par un bouillon de légumes, d'algues ou du jus

de tomate ou de légumes crus, du bouillon d'oignons ou tout autre liquide nutritif.

11. Laisser reposer les céréales à couvert pendant environ 15 minutes à la fin de la cuisson rend le grain plus spongieux et plus facile à détacher.

12. Tout reste de céréales cuites peut facilement se conserver au réfrigérateur pendant quelques jours pour un usage ultérieur. Les restants de céréales se réchauffent très bien à la marguerite.

Le *germe* de blé doit absolument être conservé dans un contenant hermétique au congélateur car il rancit très facilement. On doit l'ajouter aux céréales au moment de les consommer.

Le *son* de blé ou d'avoine ne demande pas de cuisson. Cependant, il peut être ajouté à toutes les céréales pour enrichir leur qualité en fibres soit au début ou à la fin de la cuisson. Le son se conserve dans un pot de verre à la température ambiante. Le son d'avoine a la propriété d'être anticholestérolimique.

QUELQUES SECRETS

Une fois cuites, toutes les céréales, quelle que soit leur forme, font d'excellents petits déjeuners. Pour agrémenter leur saveur et leur valeur nutritive, il suffit d'ajouter du lait de soja jusqu'à l'obtention de la consistance désirée et de réchauffer. Ensuite, ajouter une cuillerée à thé (5 ml) d'huile de première pression à froid par portion, des fruits frais ou séchés, des graines moulues ou des noix hachées, un peu de malt, de miel ou de sirop (d'érable, de riz, etc.) et vous serez surpris du résultat.

Des céréales cuites additionnées de graines de tournesol moulues, d'un peu d'huile de première pression à froid, de pâte de tomates, ou de tamari, d'oignons hachés ou d'ail et de sel et de poivre feront d'excellentes boulettes. Cuire au four à 350°F (180°C) de 20 à 25 minutes d'un côté et pendant 10 minutes de l'autre.

À un restant de céréales cuites, ajouter un ou plusieurs des ingrédients suivants: des noix hachées ou des beurres de noix, des morceaux de légumes blanchis, de la pâte de tomates ou de la sauce tomate, des algues cuites, du miso ou du tamari. Réduire ensuite le mélange en purée au robot culinaire et vous obtiendrez une excellente pâte à tartiner. Entre deux croûtes au blé entier, on obtient une délicieuse tourtière.

Laissez aller votre imagination et vous découvrirez des plats exquis qui vous étonneront!

Tableau de cuisson de base pour les céréales complètes

Pour 1 tasse (250 ml)	Trempage une nuit	Quantité d'eau (en tasse/250 ml)	Temps de cuisson	Calories approximatives par tasse (250 ml) si cuites avec de l'eau	Méthode de cuisson
Amande d'avoine	oui	4	60 min	330	Porter l'eau à ébullition; ajouter l'amande d'avoine; continuer l'ébullition jusqu'à la formation de cratères; couvrir, réduire le feu et cuire pendant 90 minutes.
Flocons d'avoine	oui ou non	3	15 min	375	Avec trempage Mettre les flocons d'avoine dans l'eau ou le lait de soja et laisser tremper pendant une nuit; le lendemain réchauffer et servir. Sans trempage Mettre les flocons dans l'eau pure ou du lait de soja, porter à ébullition, laisser sur le feu; cuire à feu doux pendant 20 minutes en brassant de temps à autre.
Semoule ou crème d'avoine	non	4	3 min	—	Porter le liquide à ébullition; ajouter la semoule lentement en brassant avec un fouet; cuire en continuant de brasser pendant 2 minutes; fermer le feu et couvrir, laisser reposer pendant 1 minute.
Blé dur	oui	5	5 h	330	Porter l'eau à ébullition; ajouter le blé dur et réduire le feu; couvrir et cuire pendant 5 heures.

— Indique que l'information était introuvable.

Pour 1 tasse (250 ml)	Trempage une nuit	Quantité d'eau (en tasse/250 ml)	Temps de cuisson	Calories approximatives par tasse (250 ml) si cuites avec de l'eau	Méthode de cuisson
Blé mou	oui	4	4 h	340	Porter l'eau à ébullition; ajouter le blé mou et réduire le feu; couvrir et cuire pendant 4 heures.
Blé concassé	non	3	1 h	340	Porter l'eau à ébullition; ajouter le blé concassé et réduire le feu; couvrir et cuire pendant 1 heure.
Boulghour	non	1 ½	7 min	—	Porter le liquide à ébullition; ajouter le boulghour et fermer le feu; couvrir et laisser reposer pendant 7 minutes.
Couscous	non	1 ½	5 min	—	Porter le liquide à ébullition; ajouter le couscous et fermer le feu; couvrir et laisser reposer pendant 5 minutes.
Flocons de blé	oui ou non	3	15 min	360	Avec trempage Mettre les flocons de blé dans l'eau ou le lait de soja et laisser tremper pendant une nuit; le lendemain, réchauffer et servir. Sans trempage Mettre les flocons dans l'eau pure ou le lait de soja; porter à ébullition et réduire le feu; cuire à feux doux pendant 20 minutes en brassant.

— Indique que l'information était introuvable.

Pour 1 tasse (250 ml)	Trempage une nuit	Quantité d'eau (en tasse/250 ml)	Temps de cuisson	Calories approximatives par tasse (250 ml) si cuites avec de l'eau	Méthode de cuisson
Semoule ou crème de blé	non	4	3 min	340	Porter le liquide à ébullition et réduire le feu; ajouter la semoule lentement en brassant avec un fouet; cuire en brassant pendant 2 minutes; retirer du feu, couvrir, attendre pendant 1 minute et servir.
Maïs	non	—	25 à 30 min	355	Cuire les épis dans leur enveloppe au four à 350°F (180°C) de 25 à 30 minutes. Éplucher et servir.
Semoule ou crème de maïs	non	4	3 min	355	Porter le liquide à ébullition et réduire le feu; ajouter la semoule lentement en brassant avec un fouet; cuire en brassant pendant 2 minutes; retirer du feu, couvrir, attendre pendant 1 minute et servir.
Millet	non	2 ½	25 min	340	Porter le liquide à ébullition et réduire le feu; ajouter le millet; cuire à découvert jusqu'à ce que le liquide soit tout absorbé.
Semoule ou crème de millet	non	4	3 min	340	Porter le liquide à ébullition et réduire le feu; ajouter la semoule lentement en brassant avec un fouet; cuire en brassant pendant 2 minutes; retirer du feu, couvrir, attendre pendant 1 minute et servir.

— Indique que l'information était introuvable.

Pour 1 tasse (250 ml)	Trempage une nuit	Quantité d'eau (en tasse/250 ml)	Temps de cuisson	Calories approximatives par tasse (250 ml) si cuites avec de l'eau	Méthode de cuisson
Orge mondé	oui	4	45 min	330	Porter le liquide à ébullition et réduire le feu; ajouter l'orge; cuire à découvert pendant environ 45 minutes. Note: utiliser une grande casserole car l'orge a tendance à renverser. L'orge, une fois cuite, reste floconneuse.
Flocons d'orge	oui ou non	3	20 min	355	Avec trempage Mettre les flocons d'orge dans l'eau ou le lait de soja et laisser tremper pendant une nuit; le lendemain, réchauffer et servir. Sans trempage Mettre les flocons dans l'eau ou le lait de soja; porter à ébullition et réduire le feu; cuire à feu doux pendant 20 minutes en brassant de temps à autre.
Semoule ou crème d'orge	non	4	3 min	345	Porter le liquide à ébullition et réduire le feu; ajouter la semoule lentement en brassant avec un fouet; cuire en brassant pendant 2 minutes et retirer du feu, couvrir, attendre pendant 1 minute et servir. Note: il est préférable de faire la semoule à partir du flocon d'orge, le grain étant très difficile à moudre.

Pour 1 tasse (250 ml)	Trempage une nuit	Quantité d'eau (en tasse/250 ml)	Temps de cuisson	Calories approximatives par tasse (250 ml) si cuites avec de l'eau	Méthode de cuisson
Quinoa	non	2 ½	15 min	—	Porter le liquide à ébullition et réduire le feu; ajouter le quinoa et laisser mijoter jusqu'à ce que l'absorption soit complète, pendant environ 15 minutes. Note: lorsque cuits les grains deviennent transparents.
Semoule ou crème de quinoa	non	4	3 min	—	Porter le liquide à ébullition et réduire le feu; ajouter la semoule lentement en brassant avec un fouet; cuire en brassant pendant 2 minutes; retirer du feu, couvrir, attendre pendant 1 minute et servir.
Riz	non	2	40 min	360	Mettre le riz dans l'eau froide. Ne pas brasser pour éviter que le riz ne soit collant; porter l'eau à ébullition; réduire le feu et attendre la formation de cratères dans le riz; quand l'eau est presque toute absorbée, couvrir, réduire le feu au minimum et attendre pendant 30 minutes.

— Indique que l'information était introuvable.

Pour 1 tasse (250 ml)	Trempage une nuit	Quantité d'eau (en tasse/250 ml)	Temps de cuisson	Calories approximatives par tasse (250 ml) si cuites avec de l'eau	Méthode de cuisson
Flocons de riz	oui ou non	3	15 min	375	Avec trempage Mettre les flocons dans l'eau ou le lait de soja et laisser tremper pendant une nuit, le lendemain réchauffer et servir. Sans trempage Mettre les flocons dans l'eau ou le lait de soja; porter à ébullition et réduire le feu; cuire à feu doux pendant 20 minutes en brassant de temps à autre.
Semoule ou crème de riz	non	4	3 min	355	Porter le liquide à ébullition et réduire le feu; ajouter la semoule lentement en brassant avec un fouet; cuire en brassant pendant 2 minutes; retirer du feu, couvrir, attendre pendant 1 minute et servir.
Riz sauvage	oui	4	1 h	—	Cuire dans 4 fois son volume d'eau dans une casserole, sans couvrir, pendant 1 heure; égoutter et servir.
Seigle (amandes)	oui	5	5 h	335	Porter l'eau à ébullition; ajouter le seigle et réduire le feu; couvrir et cuire à feu doux pendant 5 heures.

—Indique que l'information était introuvable.

Pour 1 tasse (250 ml)	Trempage une nuit	Quantité d'eau (en tasse/250 ml)	Temps de cuisson	Calories approximatives par tasse (250 ml) si cuites avec de l'eau	Méthode de cuisson
Flocons de seigle	oui ou non	3	15 min	355	Avec trempage Mettre les flocons dans l'eau ou le lait de soja et laisser tremper pendant une nuit; le lendemain réchauffer et servir. Sans trempage Mettre les flocons dans l'eau ou le lait de soja, porter à ébullition et réduire le feu; cuire à feu doux pendant 20 minutes en brassant de temps à autre.
Semoule ou crème de seigle	non	4	3 min	350	Porter le liquide à ébullition et réduire le feu; ajouter la semoule lentement en brassant avec un fouet; cuire en brassant pendant 2 minutes; retirer du feu, couvrir, attendre pendant 1 minute et servir.
Sarrasin ou kasha	non	2	20 min	290	Porter le liquide à ébullition et réduire le feu; ajouter le sarrasin; cuire à découvert à feu doux jusqu'à ce que le liquide soit tout absorbé.
Semoule ou crème de sarrasin	non	4	3 min	320	Porter le liquide à ébullition et réduire le feu; ajouter la semoule lentement en brassant avec un fouet; cuire en brassant pendant 2 minutes; retirer du feu, couvrir, attendre pendant 1 minute et servir.

Pour 1 tasse (250 ml)	Trempage une nuit	Quantité d'eau (en tasse/250 ml)	Temps de cuisson	Calories approximatives par tasse (250 ml) si cuites avec de l'eau	Méthode de cuisson
Granolas	oui ou non	2	5 min	—	**Avec trempage** Mettre les flocons dans le lait de soja et laisser tremper pendant une nuit; le lendemain, réchauffer et servir. **Sans trempage (mais cuits)** Mettre les granolas dans le lait de soja, porter à ébullition et maintenir le feu; cuire pendant 5 minutes en brassant. **Sans trempage (non cuits)** Ajouter du lait de soja et déguster tel quel; bien mastiquer.

— Indique que l'information était introuvable.

CHAPITRE 6

Les légumineuses

On compte plus de 13 500 espèces différentes de légumineuses. Nous allons nous intéresser plus spécialement aux légumineuses herbacées telles que les différentes variétés de pois et de haricots.

Le fruit des légumineuses provient d'une gousse semblable à celle du petit pois. Une fois sèche, cette gousse s'ouvre et, selon la variété, renferme de 9 à 12 graines.

Le Canada est le plus grand producteur de légumineuses herbacées au monde et il exporte la presque totalité de cette production. Faute de publicité, la majorité des gens ne savent pas comment utiliser les légumineuses, tout ce qu'ils en connaissent c'est la soupe aux pois et les fèves au lard des grands-mères.

Les légumineuses sont très riches en protéines et leur teneur varie de 18 % à 50 %. Les protéines des légumineuses sont déficientes en méthionine et en cystéine, deux acides aminés essentiels soufrées. Alors qu'elles sont débordantes de lysine, ce qui leur permet, associées à une céréale complète, d'être une source de protéines de première qualité. La combinaison légumineuses et céréales donne une quantité de protéines égale à celle que contient la viande et à un coût beaucoup moindre.

Il fut un temps où l'on prétendait que les légumineuses possédaient de nombreux «facteurs antinutritionnels». En fait, ces facteurs agissent uniquement lorsque les légumineuses sont consommées *crues* et non germées.

Les légumineuses contiennent des hydrates de carbone qui nous assurent une bonne dose d'énergie. Elles sont pauvres en graisses et riches en acides linoléiques et linoléniques. Elles contiennent un bon nombre de vitamines et de minéraux et beaucoup de fibres. Une demi-tasse de fèves sèches fournit 11 grammes de fibres! Étant donné leur richesse en fibres, les diabétiques et les hypoglycémiques devraient donner une place de premier choix aux légumineuses dans leur régime alimentaire car les fibres permettent une conversion lente des hydrates de carbone en glucose ce qui empêche l'élévation des taux sériques de glucose et d'insuline dans l'organisme. L'immense variété de légumineuses que l'on trouve sur le marché nous permet d'éviter la monotonie dans nos menus. Les légumineuses peuvent se conserver jusqu'à un an dans des pots de verre, dans un endroit sec et frais.

Les légumineuses, comme tous les autres produits d'origine végétale, ne contiennent pas de cholestérol ni de gras saturés responsables de la formation du cholestérol. Une consommation régulière de légumineuses aide donc à réduire un taux de cholestérol trop élevé.

Les légumineuses, à l'exception de l'arachide, seront très appréciées des gens qui surveillent leur poids car elles ne contiennent que de 123 à 360 calories/100 g (de légumineuses crues).

Les arachides ou cacahuètes

On a longtemps cru que l'arachide était originaire du Brésil, mais cette théorie a été remise en question par la récente découverte en Chine d'arachides fossilisées qui auraient plus de 100 000 ans.

Les gens sont parfois surpris d'apprendre que les arachides font partie des légumineuses. Elles contiennent environ 564 calories, 26 g de protéines, 17 g de glucides et 48 g de lipides/100 g. De plus, elles renferment des vitamines B et C, du potassium, du phosphore, du magnésium, du calcium, du soufre, du chlore, du sodium, du fer, de l'iode et du manganèse. Le beurre d'arachides peut être une bonne denrée alimentaire à condition qu'il soit frais, sans addition de sucre, de sel et d'huile hydrogénée.

Nous devons être très vigilants quant à l'utilisation de l'arachide parce qu'elle peut être contaminée par l'*aflatoxine*, une moisissure produite par un champignon microscopique. L'absorption d'aflatoxines concourt à l'augmentation du cancer du foie. Il est très important de garder les arachides et le beurre d'arachides dans un pot en verre au réfrigérateur et de ne jamais manger une arachide qui a mauvais goût. Il est aussi important de rôtir l'arachide à sec dans un four à 350°F (180°C) pendant 20 minutes afin de la stériliser avant de la consommer.

Le haricot blanc

Le haricot blanc est très connu en Amérique du Nord. Il contient environ 340 calories, 22 g de protéines, 61 g de glucides et 1,6 g de lipides/100 g. Il est riche en vitamines du groupe B, en calcium, en potassium, en sodium, en magnésium, en phosphore, en soufre, en fer, en chlore et en silice. Le haricot blanc est légèrement diurétique et reconnu comme ayant une teneur élevée en amide de l'acide nicotinique.

Le haricot de Lima

Il existe plusieurs variétés de haricots de Lima toutes aussi délicieuses les unes que les autres. Leur saveur très douce en fait souvent les préférés des enfants.

Le haricot de Lima contient 123 calories, 8,4 g de protéines, 22 g de glucides et 0,5 g de lipides/100 g. Il est riche en vitamine A, en vitamines du groupe B, en vitamine C, en potassium, en calcium, en phosphore, en soufre, en magnésium, en chlore, en fer, en sodium et en iode. Le haricot de Lima est alcalin, donc il peut convenir au système qui ne tolère pas très bien les aliments acides.

Le haricot rouge, le haricot romain et le haricot pinto

Ces trois types de haricots, de même que plusieurs autres variétés, ont à peu près la même valeur nutritive. Ils contiennent environ 348 calories, 23 g de protéines, 63 g de glucides et

1,2 g de lipides/100 g. Ils sont riches en vitamines du complexe B, en calcium, en magnésium, en phosphore, en potassium, en zinc et en sodium.

Comme toutes les légumineuses, les haricots secs constituent une excellente source d'énergie alimentaire.

Le dolique à œil noir

Très joli, le dolique à œil noir est rond, blanc, avec un point noir. Sa valeur nutritive est à peu près la même que celle des haricots rouges, romains et pinto. Avec ces haricots, il est possible de préparer des plats qui sortent de l'ordinaire. Curieusement, cette légumineuse se marie particulièrement bien à la sauce tomate bien piquante, à l'ail et au riz complet. Un seul petit inconvénient, à cause de son point noir, l'eau de cuisson devient noire et peut tacher les casseroles blanches!

Le haricot aduki

Le haricot aduki est originaire de Hokkaido dans le nord du Japon. Il est de la même famille que le haricot de soja. Très petit, d'un rouge brunâtre et orné d'un hile (point d'attache à la gousse) blanchâtre, ce haricot peut transformer un simple plat en un magnifique repas des plus appétissants. Son goût est assez prononcé mais à la fois agréable. Le haricot aduki a une bonne valeur protéique.

Le haricot mung

Le haricot mung est également originaire d'Asie. Il est vert habituellement tacheté d'un point blanc. On consomme le haricot mung surtout germé et de cette façon il constitue une bonne source d'enzymes.

Le haricot de soja

Appelé aussi haricot d'Asie ou pois chinois, le haricot de soja est souvent considéré comme une plante miraculeuse étant donné sa grande valeur sur le plan alimentaire. Le soja est cultivé et utilisé abondamment par les Chinois depuis plus de 4 000 ans. Le haricot de soja demeure encore aujourd'hui leur principale source de protéines, les Chinois ne consommant aucun produit d'origine animale. De nos jours, la production annuelle du haricot de soja s'élève à plusieurs millions de kilogrammes. Une grande partie de cette récolte sert à préparer des aliments concentrés pour nourrir le bétail. Le haricot de soja contient environ 134 calories, 35 g de protéines, 20 g de glucides et 5 g de lipides dont 0,5 g de lécithine/100 g. Il est riche en vitamines A, B_1, B_2, B_3, C, D, E, et F, en potassium, en soufre, en calcium, en magnésium, en fer et en phosphore. Il renferme peu de chlore et de sodium, ce qui en fait un aliment qui convient parfaitement à une diète sans sel.

La protéine de soja est très bien équilibrée en acides aminés essentiels ce qui en fait un véritable compétiteur pour les protéines animales. En somme 100 g de soja fournissent autant de protéines que 200 g de steak, que 6 œufs ou que 1,2 litre de lait de vache. Le soja fournit autant de lipides, sinon moins, que les produits d'origine animale et des lipides de bien meilleure qualité puisqu'il est riche en acides gras insaturés (vitamine F) et qu'il renferme 3 % de lécithine. Comme on le sait, la lécithine prévient la dégénérescence de la cellule hépatique. De plus, comme les protéines de soja se trouvent en milieu alcalin, sans purine, elles sont plus facilement assimilables par l'organisme.

Étant donné que le soja est pauvre en amidon assimilable (seulement 2 %), il est tout à fait conseillé aux diabétiques et aux hypoglycémiques dont le régime doit être à faible teneur en amidon. Le soja peut se transformer de différentes façons.

La farine de soja

La farine de soja renferme l'excellente qualité nutritive du haricot même. Sous cette forme, il est agréable de savoir que l'on peut enrichir n'importe quelle autre farine en la mélangeant simplement avec un peu de farine de soja. Avec 100 g de farine de soja dégraissée, on obtient autant de protéines qu'avec 200 g de viande (sans os), 7 œufs, 1,5 litre de lait de vache ou 200 g de fromage. De plus, dans 100 g de farine de soja complète il y a autant de lécithine que dans un œuf.

La lécithine de soja

La lécithine se trouve naturellement à l'intérieur de chacune de nos cellules. La lécithine de soja, pour sa part, est une véritable association de vitamines et de minéraux. Elle favorise le transport des graisses en provoquant la dégradation du cholestérol et des lipides neutres en particules microscopiques lui permettant ainsi de traverser la paroi des artères. Elle est en soi un puissant agent émulsifiant de même qu'un agent protecteur contre le durcissement des vaisseaux sanguins (artériosclérose). De plus, la lécithine de soja sert de nourriture aux cellules nerveuses.

Le lait de soja

Le lait de soja est tiré du haricot de soja. Il est dépourvu d'antibiotiques et de germes pathogènes. Il est alcalin car il neutralise l'acide chlorhydrique de l'estomac. On peut le conseiller aux enfants surmenés, déminéralisés et nerveux ainsi qu'aux individus souffrant d'ulcère d'estomac.

Le lait de soja ne contient pas de cholestérol, il est antiallergène, très pauvre en matières grasses et très riche en lécithine. Étant donné sa faible teneur en hydrates de carbone, il est vivement recommandé aux diabétiques et aux hypoglycémiques. Parfois, il peut favoriser le mucus.

Si on le fait soi-même, il devient une boisson fort économique qui peut avantageusement remplacer le lait de vache dans toutes les recettes. Sa saveur est douce et pour s'y habituer il suffit de le mélanger avec son lait préféré.

Tableau comparatif de trois sortes de lait

Contenu en divers éléments par 100 g	Lait de soja		Lait maternel		Lait de vache	
Eau	92,5	g	87	g	88	g
Calories	35		66		65	
Protéines	3,4	g	2,0	g	4,0	g
Lipides	1,5	g	3,5	g	4,0	g
Glucides	2,1	g	6,5	g	3,8	g
Calcium	21	mg	30	mg	120	mg
Phosphore	47	mg	19	mg	90	mg
Fer	0,7	mg	0,5	mg	0,1	mg
Thiamine (B_1)	0,09	mg	0,02	mg	0,06	mg
Riboflavine (B_2)	0,04	mg	0,20	mg	0,30	mg
Niacine (B_3)	0,3	mg	0,5	mg	0,5	mg

Un fait très important est à noter concernant le lait de soja: les nourrissons qui ont été allaités sur une période de six à huit mois, puis lentement sevrés, avec le lait de soja se développent très bien, sont en excellente santé et de plus ils sont vigoureux. En outre, la couleur et la consistance des selles restent les mêmes. Le lait de soja est facilement assimilable par l'organisme humain et ne perturbe en aucune façon la flore bactérienne de l'intestin. Son pH est à peu près le même que celui du lait maternel. Il est évident que le lait de soja n'est pas un *aliment parfait*. Il ne contient pas de vitamines A et C et il est pauvre en hydrates de carbone et en lipides, il faut donc le compléter avec une alimentation variée.

La poudre de lait de soja

On trouve la poudre de lait de soja dans la majorité des magasins d'aliments naturels à un coût très minime. Il est très avantageux de l'utiliser pour préparer différentes recettes puisque le soja est un aliment d'une grande valeur nutritive et que cette poudre est pratique et économique.

Pour reconstituer du lait à partir de la poudre, il suffit de mélanger ¼ de tasse (60 ml) de poudre de lait et 1 tasse (250 ml) d'eau pure, et de bien brasser. Si le lait reste au repos, la poudre se décantera facilement.

Pour boire le lait reconstitué, il faut absolument le pasteuriser au bain-marie exactement comme on doit le faire dans la recette originale. Toutefois, il est moins bon que le lait de soja original, ce qui n'empêche pas de l'utiliser pour cuisiner car il n'altère pas le goût de vos plats préférés.

Le tofu

Le tofu, appelé «viande sans os», est consommé dans les pays orientaux depuis des millénaires. Il est synonyme de fromage de soja parce qu'il est fabriqué à partir du lait de soja par coagulation à l'aide d'un acidifiant (citron ou vinaigre) ou de sels minéraux (chlorure de magnésium). Le tofu contient environ 70 calories, 8 g de protéines, 4 g de lipides et 8 g de glucides/100 g. Il est riche en vitamines A, B_1, B_2 et B_3, en calcium, en fer, en phosphore, en sodium et en lécithine. Il renferme aussi de 65 % à 88 % d'eau selon que sa texture est dure ou molle. Le tofu ne contient pas de fibres ni de cholestérol, très peu d'hydrates de carbone et seulement une très petite quantité de gras saturés. Riche en acides gras insaturés, le tofu est bénéfique pour la santé. C'est un aliment très digeste que l'on peut recommander aux estomacs capricieux. Toutefois, certaines personnes pourront se plaindre d'aigreur d'estomac après en avoir consommé, ce qui est dû à son pH légèrement acide. Il suffit de l'intégrer lentement à son alimentation. Le tofu se trouve maintenant dans presque tous les supermarchés. Il est emballé sous vide ou en vrac, nature ou assaisonné.

Conservation du tofu une fois retiré de son emballage

Le tofu se conserve pendant environ deux semaines au réfrigérateur dans un contenant rempli d'eau pure et fermé hermétiquement. Il faudra rincer le tofu et changer l'eau tous les jours ou aux deux jours.

Le tofu se congèle, cependant, une fois décongelé il deviendra granuleux et de couleur jaunâtre alors que son goût ne sera pas altéré.

Pour rafraîchir le tofu oublié dans le frigo, il suffit de le mettre dans une eau froide et de porter l'eau à ébullition. Laisser bouillir de 1 à 2 minutes et le remettre ensuite dans de l'eau froide.

L'okara

L'okara est tout simplement la pulpe égouttée des haricots de soja, résidu de la fabrication du lait de soja. Ce résidu est extrêmement riche en fibres, non digestibles par l'organisme, mais combien bénéfique pour le *transit intestinal*. L'okara ne contient pas beaucoup de protéines, cependant il peut enrichir les biscuits, les gâteaux, les soupes...

Les produits fermentés à partir du soja

Le tamari, variété de shoyu

Le tamari est la *véritable* sauce soja. De couleur brun foncé, elle a un goût très concentré. Elle est très utilisée en cuisine naturelle. Le tamari est obtenu à partir du haricot de soja, d'eau, de sel et parfois d'une céréale comme le blé. Au mélange de soja cuit on ajoute du miso ou du tamari, déjà prêt à recevoir les bactéries et les levures nécessaires pour la transformation du produit. Une fois cette opération complétée, on laisse fermenter la préparation de un an et demi à trois ans dans des barils de bois. Après la fermentation, le mélange est pressé pour en extraire le liquide qui sera ensuite pasteurisé et mis en bouteille.

Pour reconnaître si une sauce tamari est de qualité, il suffit de brasser la bouteille jusqu'à ce que des bulles se forment à la surface. Si ces bulles restent pendant plusieurs minutes à la surface du liquide, c'est que le tamari a fermenté assez longtemps, sinon la durée de la fermentation aura été insuffisante. Le tamari est un produit pur et non chimique qui contient environ 60 calories, 6 g de protéines et 8 g de glucides/100 g. Il est riche en vitamines du complexe B et surtout en vitamine B_{12}, en calcium, en cuivre, en fer, en magnésium, en phosphore, en potassium, en zinc et en sodium (environ 18 %). Il ne contient aucune trace de gras ni de cholestérol. Le tamari est un assaisonnement de qualité qui rehausse à merveille soupes, pâtés, légumes, pains, croquettes, etc. Cependant, comme toute bonne chose, il ne faut pas en abuser. Le tamari s'utilise en fin de cuisson pour ne pas détruire ses propriétés et se conserve à la température ambiante.

Le miso

Le miso est obtenu par une lente fermentation du soja auquel on ajoute parfois de l'orge (mugimiso) ou du riz (kome miso). Le soja est d'abord lavé, trempé et cuit. Ensuite, on ajoute des spores à la préparation et on la laisse fermenter pendant environ 45 heures. La fermentation commence avec la présence de l'air et ne dure que quelques jours. Par la suite, on ajoute les céréales, du sel et une petite quantité de miso d'une fermentation antérieure. Ce mélange est mis dans des barils étanches et la fermentation se continue. Elle dure de deux à quatre ans. Le miso contient environ 250 calories, 9 g de protéines, 5 g de lipides et 42 g de glucides/100 g. Il est également riche en vitamines du complexe B (incluant la vitamine B_{12}), en calcium, en fer, en phosphore et en sodium.

Le miso se présente sous forme d'une pâte onctueuse dont la couleur varie du jaune pâle au brun très foncé selon la quantité de céréales ajoutée et la durée de la fermentation. Il a un goût assez prononcé quoique délicieux. On l'utilise de la même façon que le tamari. Il se conserve à la température ambiante et on l'ajoute en fin de cuisson pour qu'il ne perde pas ses bonnes propriétés. Pour une meilleure qualité, choisissez le miso non pasteurisé.

On peut être légèrement intolérant au miso quand on le consomme pour la première fois. Toutefois, à mesure que le système s'habitue à cet aliment, l'intolérance disparaît.

Le tempeh

Le tempeh est originaire d'Indonésie. On le prépare à partir de soja cuit auquel on peut ajouter d'autres légumineuses, des céréales, des algues, etc. Ensuite, il est ensemencé avec des champignons filamenteux (*rhizopus*) ou du jus de citron si le tempeh est fait de façon artisanale. On le couvre d'une pellicule de plastique perforée et la fermentation dure de 24 à 48 heures. Le tempeh est prêt lorsqu'il est couvert de moisissures blanches qui peuvent devenir grises ou noires si la fermentation se prolonge. Il va de soi que le tempeh noir est également comestible.

Le tempeh, dont la valeur protéique est de 19 %, est riche en vitamines du complexe B (incluant la vitamine B_{12}) ainsi qu'en minéraux. Il a un goût assez particulier. Il est donc préférable de le faire mariner dans un mélange de tamari et d'eau (1 partie de tamari pour 3 parties d'eau) de 2 à 12 heures. Il peut être ajouté aux légumes, aux sauces à spaghetti, aux salades, etc. Le tempeh peut être combiné au tofu, ou le remplacer, dans vos recettes préférées.

Le natto

Le natto est fait à partir du haricot de soja déjà trempé puis cuit. Le soja est ensemencé à partir de natto d'une préparation antérieure, puis il est mis à fermenter pour une période allant de 8 à 12 heures à une température de 120°F (40°C).

Le natto a une excellente valeur biologique. Sa texture est un peu visqueuse et son goût très spécial.

Le haricot de soja ainsi que ses dérivés sont des produits d'excellente qualité nutritive qu'il faudrait inclure régulièrement dans son alimentation. Prenez-en l'habitude et vous n'aurez aucun regret!

Les lentilles

Esaü vendit son droit d'aînesse à Jacob pour un plat de lentilles. Voici le verset de la Bible dans lequel il en est question: «Alors

Jacob donna à Esaü du pain et du potage de lentilles. Il mangea et but, puis il se leva et s'en alla.» C'est ainsi qu'Esaü méprisa le droit d'aînesse (Genèse 25:34).

Les lentilles sont originaires du bassin méditerranéen. La lentille est une légumineuse qui ne nécessite pas de trempage et cuit rapidement. Il existe plusieurs types de lentilles de couleurs différentes: la lentille verte, la lentille brune, la lentille rouge orange issue d'une légère transformation de la brune, la lentille jaune, la lentille grise et la lentille noire. Toutes ont une excellente valeur nutritive qui se résume à environ 340 calories, 25 g de protéines, 1,1 g de lipides et 60 g de glucides/100 g. Elles renferment aussi des vitamines A, B_1, B_2 et B_3, du calcium, du potassium, du phosphore, du chlore, du soufre, du magnésium, du sodium et du brome.

Les lentilles ne favorisent pas la flatulence. Elles manquent de méchionine et de cystéine, des acides aminés essentiels soufrés. Accompagnées d'une céréale à grain entier, elles occupent une place enviable dans le régime alimentaire naturel. Les lentilles ont la propriété d'être très nutritives et faciles à digérer en plus d'avoir plusieurs usages. On les recommande particulièrement aux travailleurs manuels et aux enfants capricieux.

Elles contiennent des purines et, pour cette raison, seraient déconseillées aux personnes qui ont un excès d'acide urique dans le sang (hyperuricémiques). Les lentilles peuvent aussi servir en usage externe, en cataplasme sur les abcès. Il suffit de les faire cuire, de les écraser et d'en faire un cataplasme.

Les pois secs

Il existe plusieurs variétés de pois secs allant des pois à peau dure et à consistance molle et farineuse aux pois sans peau. Ils sont jaunes ou verts, entiers ou cassés et ils facilitent le transit intestinal.

Les pois secs ont une très bonne valeur alimentaire. Ils contiennent environ 26 g de protéines, 46 g d'amidon et 8 g de cellulose/100 g, des vitamines A, B et C, du phosphore, du fer, du potassium... Ils renferment aussi 50 mg d'acide urique par 100 g, ce qui ne permet pas aux goutteux d'en exagérer la consommation.

Les pois sont très nourrissants en plus d'avoir la propriété d'être énergétiques et de favoriser l'évacuation du gros intestin.

Les pois chiches

Au Moyen-Orient, le pois chiche constitue un aliment de base. On le consomme souvent avec du couscous, mais il est excellent avec n'importe quelle céréale. Plusieurs plats succulents sont préparés avec des pois chiches: l'humus, les falafels, des trempettes piquantes, des pâtes à tartiner, etc. Il existe quelques variétés de pois chiches dont la couleur diffère: crème, verdâtre, jaunâtre, rougeâtre, brunâtre ou noirâtre. Leur consistance peut être plus ou moins pâteuse et certains goûtent la noisette.

Les pois chiches contiennent environ 360 calories, 20,5 g de protéines, 4,8 g de lipides et 61 g de glucides/100 g, des vitamines A, B et C, du calcium, du potassium, du phosphore, du soufre, du fer, du chlore, du sodium, de la silice et de l'arsenic. Ils sont énergétiques, diurétiques, antiseptiques, urinaires, vermifuges et possèdent la propriété de rétablir le mauvais fonctionnement de l'estomac. On les recommande en particulier aux travailleurs manuels et aux gens très actifs y compris les enfants. Ils sont également indiqués dans les cas de lithiase urinaire, insuffisance digestive et parasites intestinaux.

La liste des légumineuses n'est pas encore terminée: lupin, fenugrec, flageolets, cannellini ou fisole, pois d'Angola, etc. Chaque légumineuse a ses particularités, mais toutes sont excellentes pour la santé.

Dix règles d'or

Pour que les légumineuses se digèrent bien et ne provoquent pas de flatulence, 10 règles sont à respecter:

1. Cuire suffisamment les légumineuses sans toutefois trop les cuire.

2. Consommer une quantité raisonnable de légumineuses à la fois (1 tasse/250 ml par portion environ). Éviter de trop en manger au même repas.

3. Bien mastiquer les légumineuses, sinon les réduire en purée, du moins pour les premières fois.

4. Éviter de consommer des légumineuses avec des œufs, de la viande, du fromage, des pommes de terre, etc.

5. Ne pas ajouter de mélasse ni de tomates pendant la cuisson des légumineuses car l'acidité durcit l'extérieur empêchant une cuisson adéquate. Le sel durcit également les légumineuses. Ajouter tous ces ingrédients en fin de cuisson.

6. Éviter d'ajouter des corps gras pendant la cuisson car ils recouvrent les légumineuses et empêchent l'eau d'y pénétrer, ce qui résulte en une mauvaise cuisson.

7. Ne pas ajouter de bicarbonate de sodium pendant la cuisson car il détruit la vitamine B.

8. Ne jamais consommer *l'eau de trempage* des légumineuses car elle contient des trisaccharides qui sont des gaz toxiques qui provoqueront de la flatulence, des crampes et des maux de ventre désagréables. Garder vos eaux de trempage pour arroser vos plantes. Par contre, le cumin, la sarriette, le gingembre, la moutarde en poudre ou un morceau d'algues kombu réduiront la flatulence. L'algue kombu rédui-

ra de moitié le temps de cuisson des légumineuses. (Sauf pour la cuisson dans la marmite à pression, qui, elle, reste la même).

9. On peut très bien ajouter à l'eau de cuisson des oignons, des légumes variés ou des feuilles de laurier sans aucun inconvénient.

10. On peut aussi cuire les légumineuses dans une première eau pendant 30 minutes. On jette l'eau et l'on poursuit la cuisson avec de l'eau fraîche.

On peut très bien réduire en purée un restant de légumineuses et ensuite le congeler dans des bacs à glace. On s'en servira pour enrichir potages, soupes, sauces, crêpes, etc.

L'eau de cuisson des légumineuses peut être consommée sans restriction, car elle contient des acides aminés solubles, des sels minéraux et des vitamines.

Toutes les légumineuses peuvent être congelées dans un sac à congélation ou un plat hermétique, pour une période pouvant aller jusqu'à six mois, sans altérer leur goût. Pour usage ultérieur, il suffit de les faire décongeler et de les apprêter selon vos recettes préférées.

Tableau de cuisson des légumineuses

1 tasse (250 ml)	Durée du trempage	Quantité d'eau pour le trempage: (en tasse/250 ml)	Quantité d'eau pour la cuisson: (en tasse/250 ml)	Durée de cuisson normale	Durée de cuisson avec kombu	Durée de cuisson à l'autocuiseur avec ou sans kombu	Quantité obtenue (en tasse/250 ml)	Nombre de calories par tasse/250 ml
Haricot blanc	1 nuit	4	4 *3	2 h	1 h	15 min	3	777,1
Haricot de Lima	4 h (facultatif)	4	3 *2	1 ¾ h	1 h	trempé 10 min non trempé 20 min	2	279,0
Haricot rouge	1 nuit	4	4 *3	1 ½ h	45 min	15 min	2	789,3
Haricot romain	1 nuit	4	4 *3	2 h	1 h	15 min	2	789,3
Haricot pinto	1 nuit	4	4	1 ½ h	45 min	15 min	2 ½	789,3
Dolique à œil noir	1 nuit	4	4 *3	1 ½ h	45 min	15 min	2 ½	–
Haricot aduki	4 h	4	3	1 ¼ h	40 min	–	2 ½	–
Haricot mung	4 h	4	3	1 ¼ h	40 min	–	2 ½	–
Haricot de soja	1 nuit	4	4 *3	2 h	1 h	15 min	2 ½	304
Soja concassé	–	–	3	30 min	30 min	–	2	304
Lentille verte-brune	non	–	4	1 h	30 min	–	2 ½	771,1
Lentille rouge	non	–	3	15 min	15 min	–	3	771,1
Pois sec	1 nuit	4	4 *3	1 ¼ h	40 min	15 min	3	–
Pois cassé	non	–	4 *3	45 min	45 min	10 min	2	–
Pois chiche	1 nuit	5	4 *3	1 ½ h	1 h	15 min	2	816,5

* Pour cuire les légumineuses dans l'autocuiseur (marmite à pression), il faut: réduire de 1 tasse (250 ml) la quantité d'eau nécessaire pour la cuisson régulière (dans une casserole); faire monter la pression à feu vif; réduire à feu moyen et attendre le temps exigé; abaisser la pression sous l'eau froide du robinet; apprêter ou laisser refroidir pour congeler.

— Indique que l'information était introuvable.

CHAPITRE 7

Les graines et les noix

Les Grecs et les habitants de la Mésopotamie connaissent les graines oléagineuses depuis plus de 3 000 ans. Même à cette époque reculée, ils savaient comment extraire l'huile de ces graines si précieuses. Par ailleurs, la farine obtenue à partir des oléagineux était utilisée par la classe aisée pour la préparation de petits plats exotiques et de desserts.

Et pourtant, de nos jours, les graines et les noix sont souvent oubliées. Ces aliments nous procurent en général une bonne dose de protides, de lipides et de glucides sans compter les vitamines et les minéraux. Les graines et les noix sont de véritables «concentrés de nutriments énergétiques».

Leur teneur en acides gras insaturés en fait des aliments d'une qualité nutritionnelle remarquable. Malheureusement, les noix, manquant de lysine, ne présentent pas un apport complet en acides aminés essentiels. Par contre, elles sont bien pourvues en tryptophane, en cystine et en méthionine. Pour tirer le maximum de leur valeur nutritive, il faudra les consommer avec des aliments complémentaires tels les légumineuses, la levure alimentaire, les légumes verts feuillus, etc. Ainsi combinées, les noix offrent un coefficient d'utilisation protidique élevé. L'équilibre en acides aminés essentiels des graines est meilleur, ce qui leur confère une excellente valeur biologique. Étant donné la texture des graines et des noix, les enzymes digestives les pénètrent difficilement. Ainsi, pour pouvoir bien les digérer et bien les assimiler, il est fortement conseillé de bien les mastiquer ou, mieux encore, de les moudre avant de les utiliser.

Puisque les graines et les noix contiennent beaucoup de protides et de lipides, on recommande fortement de les consommer au cours d'un repas plutôt que comme «grignotines». Consommées en trop grande quantité, elles peuvent occasionner des problèmes de digestion. Il est donc préférable de ne pas dépasser 1 oz (30 g) par repas et par personne.

Les graines et les noix entrent dans la préparation de plusieurs plats et leur donnent un goût particulièrement recherché. Il est préférable de choisir des noix qui sont dans leur coque, car écalées elles s'oxydent facilement et l'huile qu'elles renferment rancit très rapidement ce qui détruit les vitamines A, B et E qu'elles contiennent. Prenez l'habitude d'écaler vos noix au fur et à mesure que vous les mangez, ainsi le repas familial sera plus animé et vous éviterez du même coup de trop en manger. Si vous devez acheter des noix déjà écalées, choisissez-les le plus fraîches possible, sans huile ni sel. Pour que les noix écalées se conservent bien et longtemps, il faut les mettre dans un contenant de verre, au congélateur. Comme les graines et les noix ne vont pas geler, il sera très facile d'en prendre une petite quantité, selon ses besoins, pour les moudre ou pour tous autres usages.

On peut rôtir les graines et les noix au four à sec à 350°F (150°C), sans modifier leur valeur nutritive. Il suffit de les étaler sur une plaque de cuisson ou dans un poêlon et de les blondir en les remuant souvent. Si on les grille, au lieu de les rôtir, on altère la nature de leurs protéines et de leurs lipides et elles seront amères, alors qu'elles sont beaucoup plus savoureuses rôties.

Les noix commerciales, «frites» dans l'huile, sont à éviter absolument, car cette friture fait fondre les acides gras de la noix et produit des traces de goudrons transformant un aliment sain et nutritif en une «grignotine» cancérigène.

La graine de citrouille

La graine de citrouille était utilisée abondamment par nos ancêtres comme vermifuge. De plus, ils avaient, semble-t-il, attribué à cette petite graine verte des vertus anaphrodisiaques. Grâce à sa grande richesse en zinc, les Slaves, pour leur part, considéraient la graine de citrouille comme un excellent traitement contre les troubles de la prostate. Outre le zinc, la graine de citrouille contient environ 553 calories, 29 g de protéines, 15 g de glucides et 47 g de lipides/100 g, des vitamines A, B_1, B_2 et B_3, du calcium, du fer et du phosphore. Elle possède de nombreuses propriétés: elle est nutritive, rafraîchissante, laxative, sédative et légèrement diurétique. On la recommande dans les cas d'asthénie, d'artériosclérose, de schizophrénie, de constipation, d'insomnie et d'inflammation urinaire.

La graine de citrouille devrait faire partie de tout régime alimentaire et spécialement de celui des enfants qui peuvent toujours en avoir dans leur boîte à lunch.

Usage externe

Comme cataplasme, on utilise des graines de citrouille moulues, mélangées à un peu d'eau tiède, afin d'obtenir une pâte que l'on mettra entre deux linges. Le cataplasme pourra être calmant contre les brûlures, les inflammations et les abcès. Garder le cataplasme de deux à quatre heures environ.

Boisson

Il est possible de préparer une boisson avec des graines de citrouille qui est calmante et rafraîchissante. Elle sera efficace dans les cas d'insomnie ou d'inflammations urinaires. La boisson se prépare de la façon suivante: moudre de 1 à 2 c. à table (15 à 30 ml) de graines de citrouille par tasse (250 ml) d'eau ou de lait de soja (ou moitié eau, moitié lait). Dans une casserole, porter le liquide à ébullition, réduire le feu et ajouter les graines moulues. Couvrir et laisser mijoter pendant environ 5 minutes. Boire, au besoin, à petites gorgées, en prenant soin de bien insaliver chaque gorgée.

La graine de lin

La graine de lin est connue depuis des millénaires. De nos jours, cependant, on a tendance à la mettre aux oubliettes.

Pourtant, elle a longtemps été utilisée contre les désordres intestinaux (diarrhée/constipation), divers problèmes féminins et les cataractes. On s'en servait aussi pour les soins de la peau et des cheveux. Ces petites graines brunes contiennent environ 20 % de protéines et 40 % d'huile. Riches en acides gras insaturés (vitamine F), elles ont pour propriété d'abaisser le taux de cholestérol.

Grâce à leur teneur élevée en mucilage, elle s'avère un «remède» de premier choix pour faciliter le transit intestinal très rapidement.

Usage interne

Moulue, on peut ajouter la graine de lin dans les céréales du petit déjeuner, dans les potages ou les soupes, dans les pâtes à tartiner, les crêpes, les biscuits et les gâteaux. Pourquoi ne pas en saupoudrer sur les légumes et les sauces?

Boisson

Une boisson aux graines de lin a la propriété d'être relaxante mais surtout laxative. On la prépare de la façon suivante: mettre 1 c. à table (15 ml) de graines de lin par tasse (250 ml) d'eau chaude. Attendre pendant 5 minutes et boire lentement. On recommande de prendre cette boisson tous les jours 20 minutes avant le petit déjeuner et/ou avant d'aller dormir. Elle est également conseillée pendant la grossesse, car en plus de régulariser les intestins, elle favorisera l'évacuation du placenta.

Usage externe

Le cataplasme de graines de lin est recommandé pour lutter contre la toux. Pour le préparer: mettre ½ tasse (125 ml) de graines de lin dans 1 tasse (250 ml) d'eau. Cuire à feu doux jusqu'à ce que le mélange ait une apparence très gélatineuse.

Mettre le mélange entre deux linges de coton et appliquer un cataplasme sur la poitrine et un dans le dos. Couvrir les cataplasmes d'une grande serviette et s'envelopper dans une couverture chaude pour éviter de prendre froid. Les pieds aussi doivent être bien au chaud. Garder le cataplasme pendant deux heures. Étant donné la douceur de ce cataplasme, on peut le répéter au besoin. Il ne faut pas oublier de se vêtir chaudement après un cataplasme de graines de lin afin d'éviter d'avoir le frisson.

Une graine de lin placée directement dans l'œil a la propriété d'enlever les poussières embarrassantes qui irritent l'œil et le rendent très sensible. La graine de lin amassera en douceur les poussières et elle ressortira de l'œil toute seule.

La graine de sésame

La graine de sésame est toute petite mais combien bénéfique. Elle est cultivée en Chine, en Afrique, en Europe, en Grèce, en Bulgarie, en Inde... et elle fait partie de l'alimentation de base des peuples du Moyen-Orient. La graine de sésame contient environ 563 calories, 19 g de protéines, 22 g de glucides et 49 g de lipides/100 g, des vitamines A, B_1, B_2 et B_3, du calcium, du potassium, du phosphore, du magnésium, du fer et du sodium. Ainsi, dans ½ tasse (125 ml) de graines de sésame, on trouve 1 315 mg de calcium, soit presque 9 fois plus que dans ½ tasse (125 ml) de lait de vache à 2 %, 10 mg de fer, soit 100 fois plus que dans le lait à 2 %, et 181 mg de magnésium, soit 5,5 fois plus que dans le lait à 2 %. Il y a de quoi réfléchir!

On trouve sur le marché la graine de sésame brune, la blanche et la noire.

La graine de sésame brune est plus nutritive que la blanche qui a été dépouillée de sa petite peau brune, donc d'une partie de ses fibres. La noire, selon les Asiatiques, en plus d'être nutritive, aurait une fonction médicinale. On transforme la graine de sésame non décortiquée pour en faire du beurre de sésame, alors que la graine décortiquée sert à fabriquer le tahini qui est une pâte blanche coulante. Le beurre de sésame et le tahini sont deux tartinades délicieuses qui sont ajoutées aux sauces, aux vinaigrettes, aux glaçages ou qui garnissent tout simplement une tranche de pain.

Les graines de sésame constituent la base du halva, qui est une friandise à laquelle on a ajouté du malt et parfois des noix (amandes, pistaches, etc.). On dit que les femmes de l'ancienne Babylone en mangeaient afin de conserver leur éternelle jeunesse et leur beauté.

Si à 20 parties de graines de sésame grillées et moulues on ajoute 1 partie de sel de mer, on obtient un assaisonnement au goût très recherché, le «gomasio».

Pour bien assimiler la graine de sésame, on devrait toujours la consommer moulue et ainsi profiter de ses propriétés. Elle est tout indiquée dans les cas de fatigue physique, nerveuse ou mentale, dans les cas de dépression et contre le vieillissement.

La graine de tournesol

«Grand soleil» est synonyme de «graine de tournesol» que les Indiens considéraient autrefois comme une plante sacrée. La fleur du tournesol suit les déplacements du soleil jusqu'à l'apparition des graines. Le tournesol est originaire du sud-ouest des États-Unis et date d'environ 3 000 ans av. J.-C. La graine de tournesol contient environ 560 calories, 24 g de protéines, 20 g de glucides et 48 g de lipides/100 g, des vitamines A, B_1, B_2, B_3, B_5, B_6, B_9 D et E, de l'inositol, du calcium, du phosphore, du fer, du potassium, du magnésium, du chlore, du soufre, de l'iode, du sodium, du manganèse, du cuivre et du zinc.

La graine de tournesol pousse dans notre sol québécois. On la consomme décortiquée et de préférence «crue», c'est-à-dire sans huile ni sel ajoutés. Elle convient particulièrement bien aux enfants en pleine croissance, aux femmes enceintes, aux femmes qui allaitent et à tous les individus qui ont les nerfs à fleur de peau. La graine de tournesol contribue à conserver une bonne dentition et des yeux en santé.

Elle a une saveur très douce. Moulue, elle sert à lier les ingrédients qui composent une recette. On peut l'utiliser de bien des façons en l'incorporant à presque tous les mets: pâtisseries, crêpes, salades, pâtés végétaux, céréales, sauces à spaghetti, glaçages à gâteaux. Elle est également succulente, entière, comme collation dans la boîte à lunch. Pour mieux l'assimiler, il faudra la moudre ou prendre le temps de très bien la mastiquer.

Dans tous les bons magasins d'aliments naturels, on trouve du beurre de tournesol, dont le petit goût très spécial en fait un aliment intéressant à découvrir. Consommé comme le beurre d'arachides, le beurre de tournesol doit absolument être conservé au réfrigérateur.

L'amande

L'amande est le fruit de l'amandier, petit arbre que l'on trouve dans la région méditerranéenne, en Afrique du Nord et aussi en Californie.

L'amande contient environ 598 calories, 19 g de protéines, 20 g de glucides et 55 g de lipides/100 g, des vitamines A, B, C, D, E et F, du potassium, du phosphore, du magnésium, du calcium, du soufre, du chlore, du fer, du sodium et de l'iode. Elle est très nutritive, énergétique, reminéralisante, antiseptique, et elle contribue à rééquilibrer le système nerveux.

L'amande étant alcaline, elle ne favorise pas l'excès d'acidité. Elle est facile à digérer. On ne devrait consommer que l'amande douce puisque l'amande amère renferme de l'acide cyanhydrique qui est un produit toxique. L'amande amère est employée, en petite quantité, dans les confiseries pour le parfum qu'elle dégage. Les amandes des noyaux de fruits tels que les pêches, les abricots, les prunes et les cerises contiennent aussi de l'acide cyanhydrique.

On recommande l'amande pendant la grossesse et l'allaitement, dans les cas où l'on doit fournir beaucoup d'effort physique et/ou intellectuel, pour les affections nerveuses, les infections et les inflammations mineures, la constipation, la déminéralisation pendant la croissance et la convalescence.

À partir de l'amande, on obtient un lait tout à fait délicieux qui se prépare de la façon suivante:

1   tasse (250 ml) d'amandes brunes moulues

4   tasses (1 L) d'eau

1   c. à table (15 ml) de malt ou de sirop de riz ou de sirop d'érable (facultatif)

Mettre les ingrédients dans la jarre du mélangeur et actionner l'appareil de 3 à 4 minutes. Filtrer le mélange et réfrigérer.

On peut prendre du lait d'amande contre les spasmes et l'inflammation de l'estomac, de l'intestin et des voies urinaires. De plus, il est d'une grande utilité dans les cas d'accès de toux. Le lait d'amande ne doit en aucun cas remplacer le lait maternel ou le lait maternisé, mais il peut sans aucun doute faire partie d'un régime alimentaire varié et être bénéfique aux enfants fragiles et aux convalescents.

Le professeur Julius J. Kleeberg, directeur d'un département de recherche à l'hôpital Rothschild de Haïfa a démontré l'efficacité qu'avait l'amande douce dans le traitement des ulcères de l'estomac. En effet, il avait auparavant remarqué que les grands fumeurs arabes et juifs du Moyen-Orient mastiquaient très fréquemment des amandes douces pour apaiser leurs douleurs d'estomac. Or, par la mastication, l'huile d'amande douce est libérée par le suc gastrique et tapisse la paroi stomacale, et les protéines de l'amande forment avec l'acide chlorhydrique de l'estomac un tampon protecteur naturel*.

Les diabétiques et les obèses n'ont pas à craindre le traitement étant donné la faible teneur en glucides de l'amande douce. Il s'agit de bien mastiquer, une à une, 30 à 35 g d'amandes blanches dans la journée.

Usage externe

Pour traiter les peaux sèches et les crevasses, on peut préparer un cataplasme en mélangeant des amandes moulues (la quantité varie selon la surface à couvrir) avec de l'huile d'amande douce (2 c. à table/30 ml pour ¼ de tasse/60 ml d'amandes moulues), 2 c. à table (30 ml) de miel et un peu d'eau, si nécessaire. Appliquer le cataplasme sur la région à traiter pendant environ 30 minutes. Rincer avec de l'eau de rose.

L'aveline ou la noisette

L'aveline est une variété de noisettes que l'on cultive alors que la noisette se trouve à l'état sauvage. La noisette, qui a déjà fait partie de l'alimentation de l'homme préhistorique, pousse sans difficulté dans notre pays, étant adaptée au climat.

L'aveline contient environ 634 calories, 13 g de protéines, 17 g de glucides et 63 g de lipides/100 g. Elle est, de toutes les noix, la plus riche en protides et en lipides. De plus, elle est riche en vitamines A, B, C (traces), D, E et F, et en potassium, en phosphore, en calcium, en magnésium, en fer, en soufre, en chlore, en sodium, en cuivre et en iode.

L'aveline a des propriétés énergétiques et vermifuges, en plus d'être très facile à digérer si, bien sûr, elle est très bien

---

* *Larousse des plantes qui guérissent*, Librairie Larousse, 1974, p. 56.

mastiquée et insalivée. On la recommande aux enfants et aux adolescents en pleine croissance, aux femmes enceintes et à celles qui allaitent, aux sportifs et aux personnes qui font du diabète à cause de sa pauvreté en hydrates de carbone.

Usage interne

L'aveline se mange entière ou moulue, incorporée à vos plats préférés. On peut aussi la transformer en beurre ou en lait.

L'écorce de la racine du noisetier contient un principe astringent très utile dans les cas de règles abondantes ou douloureuses et aussi dans les cas de fièvres intermittentes. Pour préparer une décoction, mettre dans une casserole 1 oz (30 g) d'écorce de racine et 4 tasses (1 L) d'eau pure. Porter à ébullition et laisser bouillir pendant 15 minutes. Filtrer et boire. Dans les cas de règles abondantes, on peut boire 4 tasses (1 L) par jour de cette boisson, pendant une période de 3 semaines et reprendre la cure au besoin. Par contre dans le cas de fièvre intermittente, une seule tasse suffit au besoin.

Usage externe

L'infusion des feuilles du noisetier est excellente contre les hémorroïdes et les ulcères variqueux. Pour soigner les hémorroïdes, on prépare une décoction en mélangeant dans une casserole 1 oz (30 g) de feuilles de noisetier et 4 tasses (1 L) d'eau bouillante. Porter à ébullition et faire bouillir pendant 15 minutes. Ajouter 2 tasses (500 ml) d'alcool à 40°C. Imbiber des compresses de cette solution et appliquer localement au besoin.

Pour traiter les ulcères variqueux, on préparera une décoction de la façon suivante: dans une casserole, mettre 1 ⅔ oz (50 g) de feuilles de noisetier, 2 tasses (500 ml) d'eau et 2 tasses (500 ml) de vin. Porter à ébullition et laisser mijoter pendant 10 minutes. Lotionner et panser avec cette décoction. Utiliser au besoin.

La châtaigne

La châtaigne, fruit du châtaignier, est originaire de la région méditerranéenne et de l'Asie. Il ne faut pas confondre la châtaigne avec le marron qui est le fruit non comestible du marronnier d'Inde. Le marron ressemble étrangement à la châtaigne mais son goût est beaucoup plus amer. Le marronnier d'Inde, très commun chez nous, est un bel arbre à feuilles palmées avec des grappes de fleurs d'un blanc rosé. La châtaigne constituait au XVIe siècle, la base de l'alimentation de nombreuses provinces françaises. Contrairement aux autres noix, elle est très pauvre en protéines, en lipides et en calories, mais très riche en hydrates de carbonne. Elle contient environ 194 calories, 3 g de protéines, 0,5 g de glucides et 1,6 g de lipides/100 g, des vitamines B (surtout B$_1$ et B$_2$) et C (on dit autant que dans un citron), du potassium, du phosphore, du magnésium, du calcium, du fer, du soufre et du sodium.

La châtaigne possède des propriétés énergétiques, reminéralisantes, tonifiantes, antiseptiques, stomachiques et antianémiques. Elle se digère très facilement. On la consomme surtout en hiver, bien mûre et bien cuite. On la recommande particulièrement aux gens âgés, aux athlètes, aux personnes prédisposées aux varices et aux hémorroïdes, et aux convalescents. Par contre, sa forte concentration en glucides en fait un aliment tout à fait contre-indiqué pour les diabétiques. Les châtaignes en purée sont excellentes pour les personnes ayant un estomac fragile et délicat. De plus, elles enrayent en un rien de temps la diarrhée bénigne.

Comment cuire les châtaignes

En général, lorsque l'on achète des châtaignes, elles sont débarrassées de leur enveloppe. Il ne reste que la partie brune. Pour faire cuire les châtaignes, il faut d'abord pratiquer une incision en forme de croix sur l'écorce avec la pointe d'un couteau. Ensuite, étendre les châtaignes sur une plaque à biscuits, non huilée et mettre au four à 300°F (150°C) de 20 à 25 minutes. Éplucher les châtaignes encore chaudes et servir.

On peut également mettre les châtaignes, sans incision, dans une casserole remplie d'eau aux trois quarts et les faire bouillir pendant 20 minutes. Enlever la peau brune pendant que les châtaignes sont encore chaudes.

Les feuilles du châtaignier ont la réputation d'être efficaces contre la toux, la bronchite et même la coqueluche. On peut en préparer une infusion contre la coqueluche. Dans une casserole, mettre 1 oz (30 g) de feuilles de châtaignier et 4 tasses (1 L) d'eau bouillante. Couvrir et laisser infuser pendant 10 minutes. Prendre au moment des accès de toux. Contre la bronchite des adultes, on préparera une infusion, en mélangeant 1 oz (30 g) de feuilles et 4 tasses (1 L) d'alcool à 40 %

(blanc). Laisser macérer pendant 15 jours. Prendre 1 c. à thé (5 ml) dans les accès de toux.

Le gland

Le gland est le fruit du chêne et il pousse dans nos régions tempérées. Au Québec, il existe trois espèces de chêne qui donnent un fruit comestible: le chêne bleu, le chêne blanc et le chêne à gros fruits. Le chêne rouge, pour sa part, est le plus répandu des chênes, mais malheureusement ses glands ne sont pas comestibles. Les glands ont constitué la base de l'alimentation végétale de l'homme primitif dans la forêt européenne. Les Indiens les connaissaient également très bien et ils en consommaient. Ils lavaient les glands pour les débarrasser de leur tanin, ils les séchaient pour ensuite les moudre et en faire une délicieuse farine. De nos jours, il faut être plus alerte que les écureuils pour réussir à ramasser quelques glands. En effet, ces petits animaux ont fait du gland «leur aliment» par excellence!

La noix de cajou

On trouve l'anacardier, l'arbre qui produit la noix de cajou, principalement dans certaines régions ensoleillées de l'Afrique et aussi en Inde.

La noix de cajou crue contient environ 561 calories, 17 g de protéines, 29 g de glucides et 46 g de lipides/100 g, des vitamines A, B, D, E et F, du potassium, du phosphore, du magnésium, du calcium, du fer et du sodium.

Très agréable au goût, la noix de cajou est tendre et se réduit facilement en farine à l'aide d'un moulin à café. De cette façon, elle s'incorpore très bien à n'importe quelle farine pour donner plus de goût et de valeur nutritive à vos plats préférés. À partir de noix de cajou, on peut facilement obtenir un lait végétal au goût exquis. Il se prépare de la façon suivante:

½ tasse (125 ml) de noix de cajou moulues (plus ou moins selon le goût)

2 tasses (500 ml) d'eau.

Au mélangeur, liquéfier les noix et réfrigérer. Ce lait remplace le lait animal dans n'importe quelle recette.

Les noix de cajou peuvent être utilisées dans de nombreuses autres recettes que vous trouverez dans le dernier chapitre.

La noix du Brésil

La noix du Brésil pousse sur un arbre originaire du Brésil. Elle contient environ 654 calories, 14 g de protéines, 11 g de glucides et 67 g de lipides/100 g, des traces de vitamine A, des vitamines B, D, E et F, du calcium, du potassium, du magnésium, du phosphore, du fer, du soufre, du chlore et du sodium. La noix du Brésil contient 30 % d'acide linoléique provenant de son gras qui est composé d'acides non saturés, ce qui en fait un aliment d'une belle qualité nutritive.

La noix de coco

La noix de coco est le fruit du cocotier, arbre appartenant à la famille des palmiers. Le cocotier est originaire, semble-t-il, de Malaisie. Dès sa huitième année, il donne environ 300 noix de coco réparties en 12 récoltes.

La noix de coco contient environ 346 calories, 3,5 g de protéines, 9 g de glucides et 35 g de lipides/100 g, des vitamines B, C, D, E et F, du calcium, du potassium, du magnésium, du fer, du phosphore, du chlore, du sodium et du soufre.

À l'intérieur de la noix se trouve un liquide que l'on nomme communément «eau de coco» (ne pas confondre avec le lait de coco que l'on obtient en broyant la pulpe). Cette eau, qui est de l'albumen, contient seulement 25 calories par 10 ml et des traces de vitamine B, de la vitamine C, du calcium, du fer, du phosphore, du magnésium, ainsi que de la choline qui protège la cellule hépatique.

Très nutritive, la noix de coco est également légèrement laxative et diurétique. Râpée finement, elle sert à fabriquer une boisson très rafraîchissante.

4   tasses (1 L) d'eau

1 ½ tasse (375 ml) de noix de coco finement râpée ou moulue

1   c. à table (15 ml) de malt (facultatif)

Dans une casserole, porter l'eau à ébullition. Ajouter la noix de coco, réduire le feu et laisser mijoter pendant 15 minutes. Laisser tiédir le liquide et le mettre dans la jarre du mélangeur. Ajouter le malt et brasser pendant 4 minutes. Filtrer et réfrigérer.

On peut mélanger cette boisson moitié, moitié, avec du jus d'ananas ou du jus de raisins blancs biologique, non sucré.

Lorsque le lait de noix de coco aura refroidi, l'huile contenue dans la noix de coco se solidifiera. Il suffit tout simplement de l'enlever (voir chapitre des huiles).

La noix de Grenoble ou noix du noyer

La noix de Grenoble est le fruit du noyer qui est d'origines européenne et asiatique. Les Romains importèrent de Perse et de Syrie la toute première variété de noyer comestible. Le mot noix de Grenoble date de 1938. La noix de Grenoble est maintenant très cultivée aux États-Unis et, de plus en plus, au Québec. Cette noix contient environ 628 calories, 21 g de protéines, 15 g de glucides et 60 g de lipides/100 g, des vitamines A, B, C (traces), D et E, du calcium, du potassium, du magnésium, du phosphore, du fer et du sodium. De plus, la noix de Grenoble est le fruit le plus riche en cuivre et en zinc. Très nutritive, elle est à la fois laxative et antidiarrhéique. On la recommande particulièrement aux diabétiques, aux enfants et aux sportifs.

Usage interne

Les feuilles du noyer ont d'excellentes propriétés: elles sont dépuratives, toniques, stimulantes, antibiotiques, hypoglycémiantes et vermifuges. Elles stimulent le foie et la circulation. On peut préparer une infusion de la façon suivante: mettre 4 tasses (1 L) d'eau dans une casserole. Porter à ébullition. Éteindre le feu, ajouter ⅔ oz (20 g) de feuilles de noyer et laisser infuser pendant 15 minutes. Filtrer et boire au besoin pendant la journée*.

Usage externe

La décoction de feuilles de noyer est excellente comme lotion pour la peau ou comme traitement dans les cas d'eczéma (certaines variétés), de plaies ou d'ulcères variqueux, de paupières irritées, de pellicules et de chute de cheveux.

La décoction se prépare de la façon suivante:

1 ⅔ oz (50 g) de feuilles de noyer
4   tasses (1 L) d'eau froide

---

*   Les diabétiques devraient en faire leur boisson habituelle.
      Pour une cure, boire 4 tasses (1 L) par jour, pendant 3 semaines.

Dans une casserole, mettre les feuilles de noyer et l'eau. Porter à ébullition. Réduire le feu, couvrir et laisser mijoter pendant 30 minutes. Filtrer et utiliser en compresse ou comme lotion au besoin.

La pacane

La pacane est le fruit du pacanier et pousse à l'état sauvage dans le middlewest et le sud-est des États-Unis. La pacane contient environ 687 calories, 9 g de protéines, 14 g de glucides et 71 g de lipides/100 g, des vitamines A, B (particulièrement B_6), C, D, E et F, du calcium, du potassium, du magnésium, du phosphore, du fer et des traces de sodium. Elle renferme aussi beaucoup d'acides gras insaturés. On la recommande particulièrement aux femmes pendant la grossesse, parce qu'elle permettrait d'éviter nausées et œdèmes. La dose quotidienne dans ces cas particuliers serait de 12 pacanes.

Le pignon

Le pignon est le fruit du pin pignon qui est une variété de pin nain. Il loge dans une coque très dure. Les pignons, parfois appelés pignons doux, sont originaires du sud de l'Europe et du sud-ouest des États-Unis et ils poussent maintenant autant en Italie, en Espagne, qu'au Mexique. Ils ont tenu une place importante dans l'alimentation de base des Indiens du sud-ouest des États-Unis.

Cette noix est blanche, allongée, molle et, décortiquée, elle rancit très facilement. Son goût est très délicat et il se marie très bien avec le basilic pour confectionner le pistou. Le pignon, très nutritif, contient environ 670 calories et 13 % de protéines/100 g et il est riche en gras insaturés et en minéraux. Jadis, il était utilisé dans les cas d'impuissance, contre la tuberculose, les bronchites et les affections pulmonaires.

La pistache

La pistache, fruit du pistachier, s'appelle aussi amande verte, de l'anglais *green almond*. Originaire de la Syrie, on la retrouve aujourd'hui dans toute la région méditerranéenne, dans le sud des États-Unis et aussi en Californie.

La pistache est de couleur verte et a un goût très agréable. Elle contient environ 594 calories, 19 g de protéines, 19 g de glucides et 54 g de lipides/100 g, des vitamines A, B, D, E et F, du calcium, du potassium, du magnésium, du fer et du phosphore. La pistache est très énergétique et autrefois on lui attribuait des propriétés hépatiques et toniques. Il est dommage que de nos jours, nous connaissions la pistache que par l'intermédiaire des sucreries, des crèmes glacées ou des pâtisseries.

À partir des graines ou des noix, il est très facile de fabriquer du «lait» ou des «beurres», il suffit de trouver le bon mélange de graines ou de noix et d'eau pure afin d'obtenir le goût désiré.

Prendre l'habitude d'incorporer les graines et les noix dans son alimentation est une sage décision.

Graines et noix	Nombre de calories/100 g
Graines de citrouille	553
Graines de lin	
Graines de tournesol	560
Graines de sésame	563
Amandes	598
Avelines/noisettes	634
Châtaignes	194
Noix de cajou	561
Noix du Brésil	654
Noix de coco	346
Noix de Grenoble	
ou	628
noix du noyer	
Pacanes	687
Pignons	670
Pistaches	594

CHAPITRE 8

Les huiles végétales

On répète sans cesse que, pour garder sa santé, il est essentiel de consommer des aliments sains et naturels ne contenant pas d'additifs chimiques, et qui n'ont pas été dénaturés ni transformés. Pour ce qui est des huiles végétales, on est un peu moins prudent, de sorte que l'on achète au supermarché des huiles dont on ne connaît pas très bien le contenu.

Autrefois, pour extraire l'huile des grains ou des fruits, on se contentait de les presser entres les meules en pierre du moulin. De nos jours, l'industrie alimentaire a quelque peu transformé les méthodes ancestrales d'extraction afin d'obtenir des grains ou des fruits le maximun d'huile possible. En effet, dans les usines modernes, on extrait l'huile à haute température à l'aide de solvants chimiques tels que l'acétone, l'hexane, l'isopropanol, le propane, l'éthanol, etc. L'huile est ensuite débarrassée de ses impuretés par un procédé appelé démucilagination que l'on effectue avec de l'acide sulfurique et une solution de sulfate de sodium. Par la suite, on décolore cette huile avec du bioxyde de chlore, du bichromate de potassium ou du thiosulfate de sodium. L'étape suivante est la désodorisation qui se fait avec du chlorure de zinc. Pourrait-on penser qu'après la décoloration on procède à la recoloration? C'est pourtant le cas et elle se fait à l'aide d'un ou de plusieurs des produits suivants: lactoflavine, caroténoïde, anthocyanes, cochenille, etc. Après on neutralise cette huile avec de la soude caustique.

Finalement, on ajoute des antioxydants comme le butylhydroyanisol (BHA) et le butylhydroxytoluène (BHT). Après toute cette transformation, le produit final ne devrait pas porter le nom d'huile végétale mais bien de «produits chimiques à l'huile». Inutile de dire que cette «huile» a perdu toutes les valeurs nutritives propres aux grains ou aux fruits qui ont servi à la fabriquer. Tout ce qu'elle a gagné c'est de la toxicité. Comment peut-on, en publicité, prétendre que cette matière toxique qu'est l'huile raffinée ne contient pas de cholestérol alors que le BHT qu'elle renferme contribue à élever le taux du cholestérol sanguin! Jamais les huiles raffinées ne contribueront à abaisser le taux de cholestérol ou à favoriser la santé de quelque façon que ce soit. Il ne faut donc pas croire tout ce que raconte la publicité. Le meilleur choix demeure les huiles biologiques de première pression à froid, qui sont pures et qui ne contiennent *aucun* additif chimique. Quelle autre raison aurait-on de choisir des huiles de première pression à froid?

Comme on le sait, les lipides ou les corps gras jouent un rôle très important dans notre organisme: ils fournissent la chaleur dont nous avons besoin et assurent l'énergie essentielle au bon fonctionnement de l'organisme. De plus, les lipides transportent les vitamines liposolubles A, D, E, F et K. D'où l'importance de bien choisir les corps gras que l'on consomme, qui sont de source animale ou végétale. Leur qualité nutritive dépend de leurs composants, c'est-à-dire des acides gras qui se classent en deux groupes: les acides gras saturés (non essentiels) et les acides gras insaturés (essentiels). Les acides gras insaturés sont dits essentiels parce que l'organisme ne peut les fabriquer, ils doivent donc provenir de notre alimentation.

Les acides gras saturés

Les gras saturés proviennent principalement des aliments d'origine animale comme le beurre, le saindoux, le gras des viandes, etc. On en trouve également un certain pourcentage dans les aliments d'origine végétale hydrogénés tels que la margarine et la graisse végétale. Ces acides se nomment palmitique, stéarique, myristique et laurique.

On dit d'un acide gras qu'il est saturé lorsqu'il n'y a aucune possibilité d'additionner à la molécule de base un élément ou un groupement chimique, étant donné l'absence de liaison double.

Un régime alimentaire dont l'apport quotidien en gras saturés est élevé contribue à l'augmentation du taux de cholestérol par l'accumulation de résidus graisseux dans le foie. De nos jours, il est maintenant prouvé que le surplus de cholestérol dans l'organisme favorise les maladies dites de «civilisation».

Les acides gras insaturés

On dit des acides gras qu'ils sont insaturés lorsqu'il est possible d'additionner à leurs molécules de base d'autres éléments ou groupements chimiques grâce à leur liaison double.

Les acides gras insaturés essentiels sont:

monoinsaturés = 1 liaison double = acide oléique;

diinsaturés   = 2 liaisons doubles = acide linoléique;

polyinsaturés   = 3 liaisons doubles = acide linolénique.

L'indice d'iode (voir tableau à la fin du chapitre) permet de reconnaître le nombre de liaisons doubles présentes dans les acides gras. Plus l'indice est élevé, moins l'huile est saturée, et inversement.

Le cholestérol ne peut être présent que sous deux formes dans notre organisme: associé à d'autres molécules ou libre sous forme de dépôt.

Associé à d'autres molécules, il fait partie de toutes nos cellules. Il protège notre peau contre les agressions de divers corps chimiques et empêche l'absorption de substances hydrosolubles. Libre, il prend la forme d'un dépôt lorsque le surplus n'est pas utilisé par notre organisme.

Étant donné que le point de fusion du cholestérol est de (300°F 150°C), on peut donc conclure que les dépôts sont sous forme solide dans notre organisme.

Les acides gras insaturés possèdent l'excellente propriété de contribuer à la diminution de ces dépôts de cholestérol. Les huiles de première pression à froid renferment un pourcentage élevé de gras insaturés et un léger pourcentage de gras saturés. De plus, la teneur en vitamines, principalement les liposolubles, en minéraux et en oligo-éléments de ces huiles pures en font des aliments essentiels au maintien de la santé de notre organisme. Il va de soi qu'il ne faut pas chauffer les corps gras, en particulier les huiles de première pression (voir tableau à la fin du chapitre), car ils se décomposent à un certain degré critique produisant la formation d'une matière toxique appelée ACROLÉINE.

Dans les pages qui suivent, vous trouverez un répertoire des diverses huiles disponibles. Consultez-le à l'occasion afin de varier vos choix.

L'huile d'amande douce

L'huile d'amande douce de première pression, d'une couleur jaune pâle, possède une saveur délicate qui la rend très agréable au goût. Elle renferme de 94 % à 97 % d'acides gras insaturés et seulement de 3 % à 6 % d'acides gras saturés. Elle est riche en vitamines A, B et E, en calcium, en phosphore, en potasse, en soufre et en magnésium. L'huile d'amande douce est très fragile, elle rancit facilement.

Usage interne

— Dans les salades, seule ou mélangée au jus de citron fraîchement pressé.

— Étant donné son goût très léger, l'huile d'amande douce se marie bien avec tous les aliments.

— Peut être utilisée comme laxatif: pour un adulte, 1 c. à table (15 ml) matin et soir; pour un enfant ½ c. à table (7 ml) matin et soir; pour un nourrisson, ½ c. à thé (2 ml), au besoin.

— Agit comme adoucissant dans les cas d'inflammation des voies digestives.

— Agit contre les vers intestinaux.

— Agit contre les quintes de toux.

— A un effet bienfaisant dans les états bronchitiques.

Usage externe

L'huile d'amande douce est tout à fait indiquée pour:

— les cas d'inflammation, comme émollient;

— les démangeaisons;

— les dermatoses diverses (psoriasis, eczéma, etc.);

— les irritations de la peau (pour les mammelons pendant l'allaitement);

— les constipations rebelles, en massant le ventre pendant un bon moment;

— un traitement de beauté de la peau et des cheveux.

Pour un meilleur résultat, il est conseillé de chauffer l'huile jusqu'à ce qu'elle soit chaude mais supportable au toucher. Appliquer sur la région à traiter et masser délicatement pour faire pénétrer. Répéter au besoin.

Traitement de beauté pour la peau

>   1 c. à thé (5 ml) d'huile d'amande douce

>   1 c. à thé (5 ml) de miel

>   2 à 3 gouttes de jus de citron frais

Dans un bol, bien mélanger tous les ingrédients. Appliquer sur la peau (visage, cou, mains, etc.) avec un pinceau et laisser agir de 20 à 25 minutes. Rincer à l'eau tiède additionnée d'un peu de jus de citron. Lotionner avec de l'eau de rose.

Pour traiter les dartres, les boutons et l'herpès, il suffit de mélanger de 5 à 10 gouttes d'huile essentielle de bois de rose avec 2 c. à table (30 ml) d'huile d'amande douce. Aide à cicatriser et à prévenir l'infection.

L'huile d'arachides

L'huile d'arachides de type commercial est la plus dénaturée de toutes les huiles à cause des traitements chimiques industriels qu'elle a subis. Celle qui est obtenue par première pression à froid est de couleur jaune assez foncé et sa saveur est douce et agréable. Elle contient de 77 % à 90 % d'acides gras non saturés et de 14 % à 20 % d'acides gras saturés.

L'huile d'arachides renferme beaucoup de vitamines A et E. Afin d'éviter l'oxydation, il ne faut pas la chauffer à plus de 410°F (210°C).

L'huile d'arachides aurait une action curative dans les cas d'inflammation et d'ulcères de l'estomac ou du duodénum. Malgré ses excellentes propriétés, il ne faut pas consommer cette huile en trop grande quantité car elle peut contenir de l'aflatoxine.

L'huile de carthame

Le carthame, appelé aussi safran bâtard, safran d'Allemagne, safranum ou saflor, est originaire d'Orient et se cultive maintenant en France, en Inde, en Russie, en Égypte et au Maroc. On se sert des fleurons de carthame dans la teinture et dans la fabrication de fards.

L'huile de carthame de première pression à froid est fluide et de couleur jaune pâle. Son goût est délicieux quoique assez corsé. Elle renferme environ 91 % d'acides gras insaturés et

9 % d'acides gras saturés. Elle contient aussi une bonne quantité de vitamines E et F.

Il est fortement recommandé de ne pas faire chauffer l'huile de carthame.

Usage interne

— L'huile de carthame fait maintenant partie de l'alimentation courante.

— Prise chaque soir, à raison de 1 c. à table (15 ml), elle assure le bon fonctionnement des intestins.

— Utilisée sur une base régulière, elle agira comme antirhumatismale (1 c. à table/15 ml deux fois par jour ou ajoutée aux salades).

— Lutte contre le cholestérol.

Usage externe

— Pour soulager les rhumatismes, frictionner les régions affectées avec un mélange de 2 c. à table (30 ml) d'huile de carthame et de 20 gouttes d'huile essentielle d'épinette ou d'eucalyptus.

— L'huile de carthame sert à traiter les migraines, les grippes, les congestions ou les refroidissements, la fièvre et l'arthrite. Il suffit de mélanger 2 c. à table (30 ml) d'huile de carthame et 20 gouttes d'huile essentielle de camphre. Avec ce mélange, frictionner les tempes et le front contre les migraines, le dos, la poitrine et le dessous des pieds contre la grippe, la congestion et les refroidissements (après ces frictions, bien se couvrir et mettre des bas). Masser tout le corps contre la fièvre (bien se couvrir après le traitement) ou frotter les endroits qui sont endoloris par l'arthrite.

L'huile de germe de blé

L'huile de germe de blé de première pression à froid est très difficile à obtenir par extraction à froid. Cependant, on la produit sur une petite échelle puisque 100 kg de blé donne 1 kg de germes qui à leur tour ne fournissent que 80 g de lipides. Comme cette huile est chère à produire, elle est dispendieuse.

L'huile de germe de blé est assez épaisse, de couleur jaune assez foncé et a une légère odeur de levain. Elle a d'excellentes propriétés. Elle contient de 85 % à 95 % d'acides gras insaturés et seulement de 5 % à 15 % d'acides gras saturés. Elle est riche en vitamines A, D, K et F, et très riche en vitamine E. De plus, elle renferme du zinc. Malheureusement, elle est fragile et rancit très facilement. Il ne faut absolument pas la chauffer. L'utiliser à la toute fin de la cuisson.

Usage interne

On recommande surtout l'utilisation de l'huile de germe de blé contre le vieillissement prématuré, les problèmes circulatoires, les nerfs fragiles, les tendances à la dépression nerveuse, le manque d'énergie et l'infertilité.

On peut l'ajouter aux salades, aux soupes et aux potages, ou la prendre comme supplément vitaminique à raison de 1 c. à table (15 ml) 2 à 3 fois par jour avant les repas.

Usage externe

Traitement pour fortifier l'organisme. À 2 c. à table (30 ml) d'huile de germe de blé, ajouter de 5 à 10 gouttes d'huile essentielle de cèdre et frictionner la peau vigoureusement de 10 à 15 minutes avant de prendre un bain d'une dizaine de minutes.

L'huile de germe de maïs

L'huile de germe de maïs de première pression à froid ne se trouve pas très facilement sur le marché. Par contre, certaines maisons renommées en font l'extraction sans qu'elle soit toutefois raffinée. Elle se vend en petit format à un prix qui est assez élevé. Cette huile de première pression à froid est visqueuse et de couleur jaune doré. Elle a une légère saveur de maïs. Elle contient de 80 % à 90 % d'acides gras insaturés et de 10 % à 13 % d'acides gras saturés.

Étant donné que cette huile est riche en gras polyinsaturés, on la recommande aux personnes qui font du cholestérol. L'huile de germe de maïs contient également une quantité appréciable de vitamine E. Elle ne doit pas être chauffée à plus de 275°F (140°C) pour éviter qu'elle ne s'oxyde.

Usage interne

L'huile de germe de maïs peut être utilisée comme huile à salade ou pour la préparation de trempettes ou de vinaigrettes.

— Elle contribue à lutter contre le cholestérol et l'arthériosclérose. En prendre 2 c. à table (30 ml) avant les repas matin et soir.

Usage externe

— Lutte efficacement contre l'eczéma. Appliquer l'huile de germe de maïs localement, matin et soir, pendant plusieurs mois, voire une année.

— Quelques gouttes de cette huile ajoutée à votre crème de nuit agira comme traitement de beauté.

L'huile de graines de citrouille
ou
L'huile de pépins de courge

L'huile de graines de citrouille ou de pépins de courge de première pression est assez fluide et de couleur jaune verdâtre. Elle contient de 79 % à 90 % d'acides gras insaturés et de 10 % à 15 % d'acides gras saturés.

Cette excellente huile est laxative, vermifuge, calmante, tonifiante, reminéralisante en plus d'être renommée pour agir contre l'adénome prostatique et les caries dentaires.

Cette huile ne doit pas être chauffée à plus de 275°F (140°C) afin d'éviter qu'elle ne s'oxyde.

Usage interne

— On utilise couramment cette huile dans l'alimentation.

— Elle agit contre l'adénome prostatique. Il suffit de prendre 1 c. à table (15 ml) le matin à jeun et 1 c. à table (15 ml) le soir au coucher pendant deux mois. Cesser le traitement pendant un mois et reprendre si nécessaire.

— Cette huile peut servir de vermifuge. Ajouter une goutte d'huile essentielle d'ail à 1 c. à thé d'huile de graines de citrouille. Prendre le soir au coucher pendant 10 jours environ.

Usage externe

— Pour favoriser l'élasticité musculaire et lutter contre les coliques, frotter les régions à traiter avec un mélange de 2 c. à table (30 ml) d'huile de graines de citrouille et de 10 gouttes d'huile essentielle d'angélique.

— Mélanger quelques gouttes d'huile essentielle de rose à ¼ de tasse (60 ml) d'huile de graines de citrouille et utiliser pour les massages.

L'huile de lin

L'huile de lin de première pression à froid est d'une texture visqueuse et d'une couleur assez foncée. La saveur est âcre, sans être désagréable. Elle renferme environ 90 % d'acides gras insaturés et 10 % d'acides gras saturés. L'huile de lin vierge est une source des plus précieuses de vitamine F. On a reconnu à l'huile de lin de première pression à froid d'excellentes propriétés dans le traitement et la prévention des maladies de dégénérescence suivantes:

— *les maladies cardio-vasculaires*

En aidant à abaisser le taux de cholestérol et de triglycérides dans des proportions pouvant aller de 25 % à 65 %; en prévenant la formation de caillots au niveau des artères; en régularisant la pression artérielle.

— *le cancer*

Depuis plus de 30 ans le Dr Kousmine d'Allemagne a eu d'excellents résultats dans la lutte contre le cancer grâce, entre autres choses, à l'huile de lin.

— *l'arthrite et l'asthme*

L'huile de lin vierge prise sur une base régulière apporterait un grand soulagement aux gens atteints d'arthrite et d'asthme.

— *le syndrome prémenstruel*

Outre l'huile d'onagre, l'huile de lin aide à combattre les symptômes du syndrome prémenstruel.

— *l'inflammation des tissus*

L'huile de lin peut, dans certains cas, apporter un réel soulagement.

— *les problèmes de peau*

L'huile de lin est considérée depuis longtemps comme le remède miracle contre l'eczéma.

L'huile de lin est aussi efficace pour le bon fonctionnement de l'intestin car elle favorise en douceur une bonne évacuation. Elle est également recommandée aux femmes enceintes à raison de 1 c. à table (15 ml) matin et soir pour favoriser une expulsion facile.

Il est bien évident que l'huile de lin doit être associée à une alimentation adéquate afin d'obtenir un maximum de bienfaits.

Une huile de lin de première pression à froid de bonne qualité doit toujours être conservée au réfrigérateur même avant qu'elle soit entamée. Elle doit toujours être achetée dans un contenant hermétiquement fermé et opaque. Elle se conservera alors au maximum quatre mois. Une fois la bouteille ouverte, il faudra la consommer dans les six semaines suivant la date d'ouverture. De plus, une huile de lin d'excellente qualité doit être remisée immédiatement au frais et à l'abri de la lumière dès son extraction pour conserver le maximum de ses propriétés. Seule une huile qui répondra à ces critères pourra produire l'effet thérapeutique désiré.

Étant donné l'extrême sensibilité de cette huile, il est évident qu'il ne faut absolument pas la chauffer. On peut l'utiliser abondamment dans les salades, avec les crudités, dans les tartinades... ou simplement seule en guise de supplément alimentaire à raison de 2 c. à table (30 ml) par jour, une le matin et l'autre le soir.

Usage externe

Pour accélérer la guérison des plaies, des abcès, des dermatoses, de l'eczéma et des furoncles, appliquer sur les régions atteintes le mélange suivant: 2 c. à table (30 ml) d'huile de lin pour 5 ou 6 gouttes d'huile essentielle de camomille.

L'huile de noix (noix de Grenoble)

L'huile de noix de première pression à froid possède une saveur douce et exquise. Elle est de couleur jaune verdâtre et assez fluide. Elle rancit facilement et, une fois rancie, si elle est consommée, elle donnera des crampes et de la diarrhée. Elle contient environ 92 % d'acides gras insaturés et de 5 % à 8 %

d'acides gras saturés de même que les vitamines liposolubles. L'huile de noix obtenue par première pression à froid est appréciée pour la protection qu'elle assure aux cellules nerveuses et cérébrales. De plus, elle agit contre le durcissement des artères et les maladies cardio-vasculaires. Elle participe aussi à l'élimination du surplus de cholestérol.

On reconnaît à l'huile de noix une vertu spéciale contre le «Tænia»: selon les Drs Jean Valnet et Alain Saury on doit l'utiliser de la façon suivante: 2 c. à table (30 ml) d'huile de noix de première pression à froid dans une salade de pommes de terre, tous les soirs pendant trois jours.

Elle aurait également une bonne influence dans le cas des calculs rénaux.

Il est préférable de consommer l'huile de noix crue, cependant elle supporte la chaleur jusqu'à 275°F (140°C).

Huile de noix de coco (de coprah) et huile de palme

La plus grande partie de l'amande de coco, desséchée et moulue, donne le coprah, dont on extrait l'huile. L'huile de noix de coco se présente sous forme solide puisqu'elle se liquéfie autour de 70°F (30°C). Elle est de couleur blanche et son goût est neutre.

C'est une huile qui est hautement traitée pour son extraction et qui contient environ 84 % d'acides gras saturés et seulement 16 % d'acides gras insaturés. Étant donné son fort pourcentage en gras saturés, elle ne convient à aucune norme diététique et elle est aussi néfaste pour la santé que les corps gras saturés d'origine animale.

L'huile de palme est rouge. Plusieurs opérations sont nécessaires pour obtenir cette huile: fermentation, ébouillantage, pilage, chauffage, etc. Tout ce procédé en fait une huile qu'il ne convient pas tellement de consommer selon la diététique. Elle contient environ 55 % de gras insaturés et 45 % de gras saturés.

Comme l'huile de noix de coco, l'huile de palme peut très bien être utilisée pour adoucir la peau.

L'industrie alimentaire utilise abondamment ces huiles ou graisses végétales pour la fabrication des margarines, des friandises comme les brisures de caroube, de vanille ou de beurre d'arachides, etc. Il faut être vigilant et ne pas trop consommer de ces aliments.

Usage externe

Ces huiles sont excellentes pour adoucir la peau. Pour donner des massages, on utilise fréquemment l'huile de noix de coco à cause de son odeur qui nous rappelle celle des îles. Elle peut être mélangée à votre crème préférée et utilisée comme traitement contre les gerçures aux mains et aux pieds. Elle agit aussi très bien contre les cheveux abîmés et voici comment l'utiliser dans ce cas précis:

chauffer l'huile jusqu'à ce qu'elle soit tolérable au toucher (attention de ne pas vous brûler);

l'appliquer sur le cuir chevelu et masser légèrement;

étendre jusqu'aux pointes des cheveux;

couvrir d'un sac de plastique et maintenir en place à l'aide d'une serviette;

garder de 20 minutes à 2 heures suivant la nature du traitement désiré;

laver les cheveux avec un shampoing doux;

répéter le traitement au besoin.

Pour favoriser le bronzage:

ajouter 2 ou 3 gouttes (pas plus car le hâle ne sera pas uniforme) d'huile essentielle de bergamote à 1 ou 2 c. à table (15 à 30 ml) d'huile de noix de coco. *Attention!* il est recommandé de ne pas s'exposer au soleil pendant de trop longues périodes car le risque de «brûler» est très grand.

L'huile d'œillette ou (de pavot)

Le pavot à graines noires est originaire de la région méditerranéenne. C'est à partir de ses petites graines noires que l'on extrait l'huile d'œillette.

L'huile d'œillette de première pression à froid est d'une belle couleur dorée. Sa saveur de noisette est très douce et agréable. Elle est très riche en acides gras insaturés, 92 % environ et seulement 6 % d'acides saturés. Étant donné cette particularité, l'huile d'œillette convient parfaitement aux personnes qui sont aux prises avec des problèmes de cholestérol et de durcissement des artères et des troubles circulatoires ou cardiaques. Elle a une action adoucissante dans les inflammations de la vessie.

L'huile d'œillette était fort utilisée au XVIe siècle par les Gaulois, alors qu'au XVIIIe siècle, on s'en servait en médecine au même titre que l'huile de lin. Toujours au XVIIIe siècle, le grand pharmacien Limery disait que les graines du pavot noir «sont anodines, pectorales et adoucissantes et que l'huile que l'on en tire est propre à décrasser et à adoucir la peau». Cazin, lui, considérait l'huile d'œillette comme un excellent laxatif «dont quelques onces suffisent à déclencher plusieurs selles». Plus récemment, Dubois et Tournai l'a proposée comme alternative à l'huile de foie de morue et, comme preuve de son efficacité, il recueillit une vingtaine d'observations dans le traitement des affections scrofuleuses et du rachitisme.

L'huile d'œillette rancit difficilement. Pour éviter qu'elle ne perdre ses bonnes propriétés, il est recommandé de ne pas la chauffer. Par contre, elle supporte assez bien la chaleur à condition de ne pas dépasser 350°F (180°C).

En usage externe, on peut utiliser des compresses d'huile d'œillette en imbibant un linge propre d'huile et en l'appliquant sur les ulcères et les inflammations.

L'huile d'olive

L'huile d'olive de première pression à froid est de couleur jaune verdâtre et son goût est exquis et fruité. Elle renferme environ 85 % d'acides gras insaturés et 15 % d'acides gras saturés. Elle contient les vitamines liposolubles, des traces de vitamines B et C, du calcium, du cuivre, du magnésium, du phosphore, du zinc, de la lécithine et de la chlorophylle. Étant donné sa faible concentration en acides gras polyinsaturés, on ne recommande pas l'huile d'olive pour la lutte contre l'hypercholestérolémie. Elle ne renferme qu'environ 7,5 % d'acide linoléique comparativement à un pourcentage de 17 % à 70 % pour les autres huiles, alors que l'on a besoin quotidiennement de 12 à 25 g de cet acide. On ne peut malheureusement pas combler un besoin en vitamine F seulement en consommant de l'huile d'olive vierge étant donné qu'elle n'en contient pas suffisamment. Rien cependant ne nous empêche de mélanger une certaine quantité d'huile d'olive à une égale quantité d'huile de tournesol de première pression pour accentuer sa valeur en vitamine F.

L'huile d'olive de première pression à froid est, par contre, excellente pour les insuffisances hépatiques; elle augmente la sécrétion biliaire et favorise, dans certains cas, l'expulsion des calculs. Elle est émolliente et active les fonctions intestinales. Étant donné que l'huile d'olive est la plus émulsifiable de toutes les huiles, on la considère par le fait même comme la plus digeste. La quantité élevée de vitamine E qu'elle renferme lui permet d'agir sur le métabolisme neuro-musculaire et contre certains eczémas et ulcères variqueux.

L'huile d'olive de première pression à froid ne rancit pas facilement. Il est préférable de ne pas la chauffer mais on peut toutefois le faire si l'on ne dépasse pas 410°F (210°C).

Usage interne

En alimentation, on peut utiliser l'huile d'olive de façon générale, mais particulièrement dans les salades, les plats de légumes, les vinaigrettes ou les trempettes et dans certaines soupes froides.

Coliques hépathiques

Prendre 1 à 2 c. à table (15 à 30 ml) le matin à jeun avec 1 c. à table (15 ml) de jus de citron fraîchement pressé dans ½ verre d'eau tiède. Boire à petites gorgées en prenant soin de bien insaliver chacune des gorgées. Attendre environ 20 minutes avant de prendre le petit déjeuner.

Comme lavement

Insérer dans le rectum à l'aide d'une petite poire de 4 à 6 c. à table (60 à 90 ml) ou plus d'huile d'olive. Garder aussi longtemps que possible. Ce traitement est doux et fort efficace.

Usage externe

On peut utiliser l'huile d'olive contre la peau sèche, les vergetures pendant la grossesse, comme traitement contre la chute des cheveux ou comme masque pour le visage et le cou.

Contre la peau sèche et les vergetures

Masser la peau avec un mélange fait de 1 c. à table (15 ml) d'huile d'olive et de 1 ou 2 gouttes d'huile essentielle de camomille après la douche ou le bain du soir. De plus, la camomille facilitera le sommeil.

Traitement contre la chute des cheveux

— Chauffer 2 c. à table (30 ml) d'huile d'olive avec 10 gouttes d'huile essentielle d'arnica.

— Verser un peu d'huile sur le poignet, pour savoir si elle est suffisamment chaude.

— Verser le contenu sur les cheveux et masser délicatement.

— Couvrir d'un sac de plastique et ensuite d'une serviette chaude.

— Garder de 20 minutes à 2 heures.

— Laver les cheveux avec un shampoing doux.

Traitement de beauté pour les cheveux secs

— Chauffer 2 c. à table (30 ml) d'huile d'olive et ajouter 1 jaune d'œuf.

— Bien battre ensemble.

— Verser un peu d'huile sur le poignet pour vérifier si elle est assez chaude.

— Verser sur les cheveux secs et masser délicatement.

— Procéder comme pour le traitement contre la chute des cheveux.

Masque de beauté

1 c. à table (15 ml) d'huile d'olive
1 c. à table (15 ml) de miel
2 gouttes de jus de citron frais

Dans un bol, mélanger tous les ingrédients. Étendre le masque sur le visage et sur le cou. Garder pendant 30 minutes. Bien rincer avec de l'eau tiède et assécher.

Pour calmer les brûlures mineures

Mélanger 2 c. à table (30 ml) (plus ou moins selon l'étendue de la brûlure) d'huile d'olive et 1 blanc d'œuf. Appliquer ce mélange sur les brûlures. Calme rapidement la douleur et favorise la cicatrisation.

Contre le déchaussement des dents

Masser régulièrement les gencives avec un peu d'huile d'olive.

L'huile d'onagre ou (primevère)

L'huile d'onagre n'est pas présentée en bouteille opaque comme les autres huiles de première pression à froid. On la trouve sous forme de capsules dans les bons magasins d'aliments naturels. Elle est principalement utilisée comme complément alimentaire.

C'est en 1949, après l'avoir analysée, que l'on a découvert que cette huile jaune pâle et transparente, venant des minuscules graines de la primevère du soir, était surtout constituée d'acides linoléiques, gammalinoléiques et arachidoniques; acides gras polyinsaturés indispensables à l'organisme. On a reconnu les bienfaits que l'huile d'onagre pouvait avoir dans les cas de vieillissement prématuré, de ménaupose, d'arthrite, de syndrome prémenstruel, de troubles circulatoires, de sclérose en plaques, d'asthme et de diverses autres maladies dégénératives. Puisque l'huile d'onagre n'agit pas seule dans le système, il faudra la prendre avec des compléments de vitamines B_6, C et E (très importantes pour éviter l'oxydation de l'huile) ainsi que du zinc et du magnésium.

L'huile de sésame ou l'huile de sésame rôti

L'huile de sésame de première pression à froid est d'un beau jaune clair, elle est inodore et a une saveur très délicate tandis que l'huile de sésame rôti a un goût particulièrement exquis.

Elle contient environ 86 % d'acides gras insaturés et 14 % d'acides gras saturés sans compter les vitamines liposolubles. Riche en lécithine, elle joue un rôle particulièrement important dans la constitution des cellules nerveuses. L'huile de sésame serait tout à fait recommandée aux personnes souvent déprimées. Elle rancit difficilement et son point de fumée est de 300°F (150°C).

L'huile de soja

L'huile de soja de première pression à froid est jaune doré assez foncé et d'un goût qui rappelle celui du haricot. Elle renferme environ 91 % d'acides gras insaturés et 13 % d'acides gras saturés. Outre les vitamines liposolubles, on y trouve également du calcium, du cuivre, du phosphore et de la lécithine.

L'huile de soja est très efficace dans les cas d'hypercholestérolémie, d'artériosclérose, de nervosité et de diabète. On devrait toujours avoir une bouteille d'huile de soja à la maison. Ses utilités sont multiples en alimentation. Étant donnée qu'elle rancit difficilement et que son point de fumée se situe entre 485 et 540°F (250 et 280°C), elle devient l'huile la mieux appropriée pour la cuisson. On peut aussi l'utiliser dans les salades, pour la préparation de mayonnaises ou de pâtés végétaux. De plus, elle se digère facilement.

L'huile de tournesol

L'huile de tournesol de première pression à froid est de couleur jaune pâle et d'une odeur agréable. Son goût est neutre. Elle contient environ 92 % d'acides gras insaturés et environ 8 % d'acides gras saturés. Elle renferme également les vitamines liposolubles, des traces de calcium, de magnésium et de sodium.

Elle est recommandée dans les cas d'hypercholestérolémie et d'arthériosclérose. Elle agit également sur les maladies dégénératives cardiovasculaires relatives au sédentarisme ou à une consommation exagérée d'aliments d'origine animale. On l'utilisera à raison de 2 c. à table (30 ml) le matin à jeun et 2 c. à table (30 ml) avant le souper. On interrompt le traitement pour une courte période et on le reprend par la suite. Par exemple, on en prendra pendant deux semaines, on arrêtera pendant deux semaines et ainsi de suite.

L'huile de tournesol est relativement fragile et il ne faut pas la chauffer à plus de 350°F (180°C).

Comme vous avez pu le constater le choix des huiles de première pression à froid est vaste et je ne peux clore ce chapitre sans vous conseiller d'avoir toujours sous la main deux ou trois petites bouteilles d'huiles différentes afin de pouvoir alterner goût, vitamines et minéraux ainsi que les effets thérapeutiques de ces huiles.

Quatrième partie

Mes recettes

CHAPITRE 9

Menus pour quatre semaines

Voilà maintenant le temps venu de mettre en pratique tous les énoncés des pages précédentes. C'est pourquoi je vous confie quelques-unes des recettes avec lesquelles j'ai le plus de succès auprès des membres de ma famille.

Il faut bien admettre qu'une simple connaissance théorique des aliments n'est utile à personne. L'important c'est de cuisiner les aliments et de préparer des plats appétissants. Je vous propose une nouvelle façon de cuisiner à laquelle plusieurs pourront sans doute s'objecter prétextant qu'ils ont peu de temps pour cuisiner puisqu'ils travaillent à l'extérieur ou qu'ils ont l'habitude de congeler leurs repas.

Soyez sans crainte, comme vous, je travaille à l'extérieur et je dispose de peu de temps pour cuisiner. Pourtant j'arrive à préparer tous les repas de la semaine, sans effort. Souvent il m'arrive même de préparer une recette double de façon à pouvoir en congeler une partie pour une prochaine fois. Vous rappelez-vous la première fois que vous avez fait une sauce à spaghetti, un bœuf bourguignon ou un rôti? Était-ce facile ou avez-vous lu quantité de recettes avant de trouver celle qui semblait la moins compliquée?

Personne n'aime passer tout son temps dans la cuisine, et mon but n'est pas de vous y confiner. Il ne faudrait pas que vous n'ayez plus une seule minute à accorder aux membres de votre famille sous prétexte que vous prenez soin de leur estomac. Il est possible de concilier les deux: se nourrir sainement et avoir du temps pour soi et pour les autres.

Voici les ustensiles dont je me sers souvent pour préparer les recettes qui suivent: un robot culinaire, un moulin à café électrique pour moudre les grains de céréales et certaines noix, un mélangeur, une centrifugeuse, un autocuiseur et une marguerite.

Vous avez en main tous les ustensiles dont vous avez besoin, il s'agit maintenant de suivre le programme de quatre semaines que j'ai préparé pour vous. Ce programme comprend un déjeuner, un dîner, un souper et deux collations pour chaque jour.

Il est bon de savoir que si vos menus comportent des légumineuses, vous pouvez en faire tremper plus que la quantité requise. Vous les faites cuire à l'autocuiseur, elles seront prêtes en 20 minutes ou moins. Il ne vous restera plus qu'à les congeler par portion de 2 ou 4 tasses (0,5 L ou 1 L) selon vos besoins. Pour décongeler les légumineuses, se servir de la marguerite, elles seront prêtes à utiliser en peu de temps.

Plusieurs recettes peuvent être préparées à l'avance. Avant de partir pour le travail, vous n'aurez qu'à programmer le four pour que le repas soit prêt à votre retour.

Pour ce qui est des muffins et des pains, vous pouvez doubler les recettes pour pouvoir en congeler une partie.

Faites provision des denrées dont vous aurez besoin pour chaque semaine. Optez pour les aliments de culture biologique dans la mesure du possible. Sinon laver les fruits et les légumes avec de l'eau additionnée d'un peu de savon biodégradable et rincer à fond. Pour économiser, acheter les aliments en vrac quand c'est possible. Tous les produits utilisés dans les recettes qui suivent se trouvent facilement dans les magasins d'aliments naturels et dans certains supermarchés. Si vous ne les trouvez pas, n'hésitez pas à les demander au gérant de votre épicerie.

Donnez-vous le temps de bien apprivoiser les aliments et de vous faire une idée juste de tout ce dont je vous ai parlé. Maintenant je vous souhaite la meilleure des chances dans cette nouvelle façon de vous alimenter!

Première semaine

Dimanche

Commencer la journée par un grand verre d'eau à la température ambiante, additionnée du jus de ½ citron.

Déjeuner

Pain doré

Pour 6 tranches de pain

1	boîte de tofu mou de 10 ¼ oz (290 g)
¼	tasse (60 ml) d'eau
2	c. à table (30 ml) de sirop de riz
1	cube de pâte d'abricots*
2	c. à table (30 ml) de graines de lin moulues
2	c. à table (30 ml) de noix de cajou moulues
1	pincée de sel de mer

Au robot culinaire ou au mélangeur, battre tous les ingrédients de 2 à 3 minutes ou jusqu'à l'obtention d'un mélange lisse et onctueux. Tremper chaque tranche de pain dans le mélange au tofu, en les retournant pour imbiber les deux côtés. Huiler légèrement un poêlon et le chauffer. Cuire le pain trempé, quelques tranches à la fois, pendant environ 1 minute de chaque côté ou jusqu'à ce qu'il soit doré.

Truc pour remplacer les œufs

Il est vrai que les œufs ont des qualités culinaires remarquables. Ils donnent une texture plus légère aux pâtisseries et, bien sûr, le jaune de l'œuf est un liant. Comme plusieurs personnes doivent éviter d'en consommer, pour différentes raisons, on peut les remplacer dans les pâtis-

---

* La pâte d'abricots remplacera les œufs dans certaines préparations.

series, les biscuits, les crêpes, le pain doré, etc., par de la pâte d'abricots. Nous opterons pour la pâte d'abricots qui se prépare de la façon suivante:

Dans un bol, mettre ½ tasse (125 ml) d'abricots séchés, sans anhydride sulfureux (ces abricots sont bruns), et ajouter 1 ¼ tasse (310 ml) d'eau pure. Couvrir hermétiquement et réfrigérer pendant 48 heures. Au mélangeur, réduire les abricots avec l'eau du trempage en une purée lisse. Verser dans un bac à glace et mettre au congélateur. Une fois les cubes d'abricots congelés, les démouler et les mettre dans un sac de plastique. Fermer hermétiquement et remettre au congélateur. Se servir d'un cube de pâte d'abricots pour remplacer un œuf.

Dans les recettes que vous avez l'habitude de faire, vous pouvez remplacer un œuf par de la pâte d'abricots, mais la pâte d'abricots ne peut pas être remplacée par un œuf dans les recettes de ce livre car le produit fini différerait du produit original.

Dîner

Crème de pois cassés

Donne environ 4 portions.

5	tasses (1,25 L) d'eau
1	tasse (250 ml) de pois cassés
¼	tasse (60 ml) de riz complet
2	branches de céleri coupées en dés
1	gros oignon, haché finement
¼	tasse (60 ml) d'huile de première pression de votre choix
1	c. à table (15 ml) de persil séché
	sel de mer, au goût

Bien laver les pois cassés.

Dans une casserole, mettre l'eau, les pois cassés, le riz, le céleri et l'oignon. Porter à ébullition. Réduire à feu doux, couvrir et laisser mijoter pendant environ 60 minutes, en brassant de temps à autre.

Ajouter l'huile, le persil et du sel de mer. Au mélangeur, réduire la préparation en une crème lisse et onctueuse. Servir avec de la laitue romaine, ou Boston, arrosée d'un filet d'huile d'olive de première pression, et quelques crudités.

Collation
Une poire et un grand verre d'eau.

Souper

Chaudrée de légumes

Donne 4 portions.

4	grosses carottes, coupées en diagonale
4	pommes de terre brossées et coupées en cubes
2	gros oignons, hachés
1	brocoli coupé en bouquets
1	chou-fleur haché
5	grosses tomates coupées en morceaux
2	tasses (500 ml) d'eau
¼	tasse (60 ml) de sauce tamari
¼	tasse (60 ml) d'huile de première pression de votre choix
2	c. à table (30 ml) de persil séché
1	c. à thé (5 ml) d'herbes de Provence
	sel de mer, au goût

Dans une grande casserole légèrement huilée, mettre les carottes, les pommes de terre, les oignons, le brocoli et le chou-fleur.

Dans le récipient du mélangeur, mettre les tomates, l'eau, la pâte de tomates, la sauce tamari, l'huile, le persil, les herbes de Provence et du sel de mer. Actionner l'appareil jusqu'à l'obtention d'un mélange liquide.

Verser le mélange aux tomates sur les légumes et couvrir. Cuire au four préchauffé à 200°F (100°C) pendant environ 2 heures. Servir avec de la laitue et quelques crudités.

Collation
Une pomme et un grand verre d'eau.

Lundi

Commencer la journée par un grand verre d'eau à la température ambiante.

Déjeuner

Crème de blé

Donne 4 portions.

2	tasses (500 ml) de lait de soja
½	tasse (125 ml) de crème de blé*
2	c. à table (30 ml) de dattes hachées
2	c. à table (30 ml) de graines de tournesol moulues
1	c. à table (15 ml) d'huile de première pression de votre choix
1	c. à thé (5 ml) de vanille

Dans une casserole, faire chauffer le lait de soja à feu moyen, en brassant. Ajouter lentement la crème de blé en brassant pour éviter la formation de grumeaux. Cuire, en brassant, pendant environ 2 minutes ou jusqu'à ce que le mélange soit lisse et onctueux. Ajouter les dattes, les graines de tournesol, l'huile et la vanille. Couvrir et laisser reposer pendant 1 minute.

Brasser et servir avec un café de céréale.

---

* La crème de blé se vend dans les magasins d'aliments naturels ou dans certaines épiceries. Cependant, on peut la faire soi-même avec du blé ou avec des flocons de blé moulus au moulin à café.

Dîner

Crème de carottes*

Donne 6 portions.

6	tasses (1,5 L) d'eau
12	carottes coupées en rondelles
4	branches de céleri coupées en morceaux
2	pommes de terre coupées en cubes
2	oignons coupés en quartiers
⅔	tasse (160 ml) de poudre de lait de soja
½	tasse (125 ml) d'huile de première pression de votre choix
¼	tasse (60 ml) de levure Engévita**
2	c. à thé (10 ml) de marjolaine séchée
2	c. à thé (10 ml) de sel de mer

Mettre de l'eau dans une casserole et porter à ébullition. Ajouter les carottes, le céleri, les pommes de terre, les oignons et la poudre de lait de soja. Réduire à feu doux, couvrir et cuire pendant environ 10 minutes. Ajouter l'huile, la levure, la marjolaine et le sel de mer. Au mélangeur, réduire la préparation en une purée lisse. Servir avec 1 ou 2 tranches de pain de blé entier, du poivron vert et des bâtonnets de céleri.

Collation

Une poire et un grand verre d'eau.

---

*   Doubler la recette, elle servira pour le dîner du jeudi midi.

**   La levure Engévita est une levure nutritive qui n'a aucun pouvoir effervescent. Elle est riche en protéines, en vitamines multiples, particulièrement en vitamines du groupe B, en minéraux, en oligo-éléments et en lécithine. Elle renferme aussi des glucides qui nous assurent une bonne dose d'énergie.

Souper

Plat de lentilles au four

Donne environ 4 portions.

2	tasses (500 ml) de lentilles vertes ou brunes
6	tasses (1,5 L) d'eau, pour la cuisson des lentilles
1	morceau d'algue kombu de 2 po (5 cm) environ, haché finement
½	tasse (125 ml) d'eau
2	c. à table (30 ml) de sauce tamari
1	oignon haché
2	gousses d'ail écrasées
½	tasse (125 ml) de sarrasin blanc
½	tasse (125 ml) de céleri-rave haché finement
2	c. à table (30 ml) d'huile de première pression de votre choix
2	c. à table (30 ml) de beurre d'amandes
1	c. à thé (5 ml) de sel de mer

Laver les lentilles. Dans une casserole, porter à ébullition la quantité d'eau requise pour leur cuisson. Ajouter les lentilles à l'eau bouillante et cuire pendant environ 30 minutes. Égoutter.

Dans un plat allant au four mélanger tous les autres ingrédients. Couvrir et cuire au four préchauffé à 350°F (180°C) pendant environ 30 minutes.

Servir avec des légumes crus et des tomates fraîches.

Collation

Deux clémentines et un grand verre d'eau.

Mardi

Commencer la journée par un grand verre d'eau à la température ambiante, additionnée du jus de ½ citron.

Déjeuner

Gruau à l'ancienne

Donne 4 portions.

2	tasses (500 ml) de lait de soja
½	tasse (125 ml) de flocons d'avoine à cuisson rapide
1	pincée de sel de mer
1	c. à thé (5 ml) de sirop de riz
1	banane coupée en tranches

Dans une casserole, mettre le lait de soja, les flocons d'avoine et le sel de mer. Cuire à feu moyen en brassant jusqu'à ce que le mélange soit onctueux. Ajouter le sirop de riz et les tranches de banane.

Servir avec un café de céréale.

Dîner

Salade de pois chiches

Donne 4 portions.

4	tasses (1 L) de pois chiches cuits
1	tasse (250 ml) de champignons frais, coupés en tranches
1	tasse (250 ml) de poivron rouge coupé en dés
4	échalotes coupées en tranches
½	tasse (125 ml) de radis coupés en rondelles
1	tomate coupée en morceaux
¼	tasse (60 ml) d'huile de première pression de votre choix
	jus de ½ citron
1	pincée de sel de mer

Dans un bol, mélanger les pois chiches, les champignons, le poivron rouge, les échalotes, les radis et la tomate. Dans le récipient du mélangeur, mettre l'huile, le jus de citron et le sel de mer. Brasser pendant environ 30 secondes. Verser cette vinaigrette sur la salade et bien mélanger.

Servir avec 1 ou 2 tranches de pain de blé entier.

Collation

Une banane et un grand verre d'eau.

Souper

Donne 6 portions.

Vichyssoise*

5	tasses (1,25 L) de bouillon de légumes
6	pommes de terre coupées en cubes
4	poireaux coupés en rondelles
1	gros oignon, haché
1	branche de céleri avec les feuilles, hachée
½	tasse (125 ml) de tofu coupé en cubes
1	tasse (250 ml) de lait de soja
¼	tasse (60 ml) d'huile de première pression de votre choix

sel de mer, au goût

ciboulette fraîche, hachée

persil frais, haché

Mettre le bouillon de légumes dans une casserole et porter à ébullition. Ajouter les pommes de terre, les poireaux, l'oignon, le céleri et le tofu. Réduire le feu, couvrir et laisser mijoter pendant 20 minutes.

Passer les légumes au mélangeur avec le lait de soja et l'huile. Ajouter de la ciboulette et du persil. Saler.

Servir avec des crudités et une tranche de pain de seigle.

Collation

Une pomme et un grand verre d'eau.

---

* Doubler la recette, elle servira pour le souper du samedi soir.

Mercredi

Commencer la journée par un grand verre d'eau à la température ambiante.

Déjeuner

Flocons de seigle au germe de blé

Donne 4 portions.

2	tasses (500 ml) de lait d'amandes
½	tasse (125 ml) de flocons de seigle moulus
¼	tasse (60 ml) de germe de blé cru
1	c. à table (15 ml) de graines de sésame moulues
1	c. à table (15 ml) de raisins secs
1	c. à thé (5 ml) de vanille

Dans une casserole, faire chauffer le lait d'amandes et ajouter les flocons de seigle en brassant avec un fouet. Cuire à feu doux en brassant de 2 à 3 minutes. Retirer la casserole du feu et ajouter le reste des ingrédients.

Servir avec un café de céréale.

Dîner

Crème de champignons

Donne environ 4 portions.

1	tasse (250 ml) d'eau
4	tasses (1 L) de champignons coupés en tranches
2	tasses (500 ml) de lait de soja
¼	tasse (60 ml) de farine de blé entier
¼	tasse (60 ml) d'huile de première pression de votre choix
	sel de mer, au goût.

Mettre l'eau dans une casserole et porter à ébullition. Ajouter les champignons, réduire le feu et cuire pendant 5 minutes. Ajouter le lait de soja et poursuivre la cuisson jusqu'à ce que le mélange soit chaud (ne pas faire bouillir).

Dans un bol, mélanger la farine et l'huile jusqu'à l'obtention d'un mélange onctueux. Verser le mélange dans la casserole en brassant sans arrêt. Poursuivre la cuisson, à feu moyen, de 2 à 3 minutes ou jusqu'à ce que le mélange épaississe.

Ajouter du sel de mer et servir avec des bâtonnets de carottes et de céleri, des tomates et des bouquets de brocoli.

Collation

1 c. à table (15 ml) de raisins secs, 1 c. à table (15 ml) de graines de tournesol et un grand verre d'eau.

Souper

Pâté chinois*

Donne de 4 à 6 portions.

Maïs en crème

2   tasses (500 ml) de maïs en grains, frais ou congelé
2   c. à thé (10 ml) de sirop de riz
2   c. à table (30 ml) de lait de soja
1 pincée de sel de mer

Mettre les grains de maïs dans une marguerite et les cuire pendant 3 minutes. Au mélangeur, réduire le maïs en crème avec le sirop de riz, le lait de soja et le sel.

Fond de pâté chinois

2 ⅔ tasses (660 ml) d'eau
1 ⅓ tasse (330 ml) de sarrasin blanc
1   gros oignon, haché finement
1   gousse d'ail hachée finement
⅓   tasse (80 ml) de sauce tamari
¼   tasse (60 ml) d'huile de première pression de votre choix
1   c. à thé (5 ml) d'herbes de Provence
6 à 8 pommes de terre cuites et réduites en purée

---

*   En faire une plus grande quantité pour le dîner du vendredi.

Mettre l'eau dans une casserole et porter à ébullition. Ajouter le sarrasin et cuire pendant 20 minutes. Ajouter l'oignon, l'ail, la sauce tamari, l'huile et les herbes de Provence. Bien mélanger et verser la préparation dans un plat allant au four.

Ajouter le maïs en crème et couvrir de purée de pommes de terre. On peut remplacer les pommes de terre par une même quantité de purée de courge.

Cuire au four préchauffé à 350°F (180°C) jusqu'à ce que le dessus soit doré.

Servir avec des feuilles de laitue.

Collation
Une grappe de raisin frais et un grand verre d'eau.

Jeudi

Commencer la journée par un grand verre d'eau à la température ambiante, additionnée du jus de ½ citron.

Déjeuner

Rôties au beurre de noix et dattes

Donne 1 portion.

2	rôties de pain de blé entier
1	c. à thé (5 ml) de dattes hachées finement
1	c. à table (15 ml) de beurre de noix, d'amandes, etc.

Dans un bol, mélanger les dattes et le beurre de noix. Tartiner chaque rôtie de ce mélange.

Servir avec un café de céréale.

Dîner

Crème de carottes du lundi, crudités, muffin aux bananes et aux noix.

Collation

Une orange et un grand verre d'eau.

Muffins aux bananes et aux noix

Donne 24 muffins.

3 ½	tasses (875 ml) de farine de blé entier
1	tasse (250 ml) de farine de soja
½	tasse (125 ml) de son de blé
2	c. à thé (10 ml) de levure chimique (poudre à pâte), sans alun
1 ½	tasse (375 ml) de noix de Grenoble coupées en morceaux
3	bananes bien mûres
2 ½	tasses (625 ml) de lait de soja
⅔	tasse (160 ml) d'huile de première pression de votre choix
2	cubes de pâte d'abricots
1	c. à thé (5 ml) de vanille

Dans un grand bol, mélanger la farine de blé entier, la farine de soja, le son et la levure chimique. Ajouter les noix de Grenoble et bien brasser pour les enrober de farine.

Au mélangeur, réduire en purée les bananes avec le lait de soja, l'huile, la pâte d'abricots et la vanille jusqu'à l'obtention d'un mélange lisse et crémeux. Incorporer les ingrédients liquides aux ingrédients secs en brassant pour bien humecter.

À l'aide d'une cuillère, répartir la pâte dans 24 moules à muffins graissés ou tapissés de moules en papier. Cuire au four préchauffé à 350°F (180°C) pendant 25 minutes ou jusqu'à ce que le dessus soit doré et que les muffins soient fermes au toucher[*].

Laisser refroidir, démouler et congeler.

Souper

Riz aux légumes au four

Donne de 4 à 6 portions.

4	tasses (1 L) d'eau
2	cubes de bouillon de légumes[**]
2	tasses (500 ml) de riz complet, brun
1	tasse (250 ml) de carottes hachées finement
1	tasse (250 ml) de céleri avec feuilles, haché finement
2	gros oignons, hachés finement
3	gousses d'ail écrasées
¼	tasse (60 ml) de fromage de soja, de type «Rella», râpé
1	c. à table (15 ml) de sauce tamari
1	c. à table (15 ml) de persil frais, haché
1	c. à table (15 ml) d'huile de première pression de votre choix

---

[*]   Ne pas oublier de monter la grille du four d'un cran à partir du centre, pour éviter que le dessus des muffins ne brûle.

[**]   Se vend dans les magasins d'aliments naturels.

Dans un plat allant au four, chauffer l'eau et ajouter les cubes de bouillon de légumes. Ajouter tous les autres ingrédients et brasser délicatement. Couvrir et cuire au four préchauffé à 250°F (120°C) pendant 2 heures environ.

Servir avec des crudités.

Note: on peut très bien préparer le riz aux légumes la veille. Il suffit de le réfrigérer pendant la nuit et le lendemain, avant de partir, de programmer le four pour que le riz puisse cuire pendant 2 heures avant le retour à la maison.

Collation

Une pomme et un grand verre d'eau.

<u>Vendredi</u>

Commencer la journée par un grand verre d'eau à la température ambiante.

Déjeuner

Deux muffins aux bananes et aux noix et un café de céréale.

Dîner

Un morceau de pâté chinois du mercredi soir, des crudités et une infusion de camomille.

Collation

Une grappe de raisin frais et un grand verre d'eau.

<u>Souper</u>

Tofu brouillé

Donne 4 portions.

1	bloc d'environ 1 lb (454 g) de tofu dur
1	branche de céleri coupée en dés
½	poivron rouge coupé en dés
½	poivron vert coupé en dés
1	gros oignon, haché finement
1	grosse carotte, râpée
2	c. à table (30 ml) de levure alimentaire Engévita
1	c. à table (15 ml) d'herbes de Provence
¼	tasse (60 ml) de sauce tamari
2	c. à table (30 ml) d'huile de première pression de votre choix

Dans une assiette, écraser le tofu avec une fourchette et le mettre dans un poêlon. Ajouter le céleri, le poivron rouge, le poivron vert, l'oignon, la carotte, la levure Engévita et les herbes de Provence. Bien mélanger.

Cuire, en brassant, à feu moyen jusqu'à l'obtention d'une consistance semblable à celle des œufs brouillés. Ajouter la sauce tamari et l'huile. Rectifier l'assaisonnement, si nécessaire.

Servir sur de petites nouilles aux épinards.

Collation

Une clémentine et un grand verre d'eau.

Samedi

Commencer la journée par un grand verre d'eau à la température ambiante, additionnée du jus de ½ citron.

Déjeuner
Salade de fruits aux amandes

Donne 2 portions.

2	tasses (500 ml) de fruits de saison frais, coupés en morceaux
¼	tasse (60 ml) d'amandes brunes, hachées finement
1	c. à table (15 ml) de raisins secs
1	c. à table (15 ml) de dattes hachées finement

Dans un bol, bien mélanger tous les ingrédients. Servir avec un café de céréale.

Dîner
Pain aux noix

Donne environ 11 tranches.

½	tasse (125 ml) d'huile de première pression de votre choix
¼	tasse (60 ml) de sauce tamari
1	gros oignon coupé en quartiers
4	branches de céleri coupées en cubes
4	gros champignons
1	tasse (250 ml) de riz brun, moulu
1	tasse (250 ml) de tofu écrasé
½	tasse (125 ml) de graines de tournesol moulues
½	tasse (125 ml) de graines de sésame moulues
½	tasse (125 ml) de noix de cajou moulues grossièrement
½	tasse (125 ml) de noix de Grenoble hachées
½	tasse (125 ml) de noix du Brésil hachées
1	c. à thé (5 ml) d'herbes de Provence

Au mélangeur ou au robot culinaire, réduire en une purée lisse l'huile, la sauce tamari, l'oignon, le céleri, les champignons, le riz et le tofu.

Dans un bol, mélanger les graines de tournesol, les graines de sésame, les noix de cajou, les noix de Grenoble, les noix du Brésil et les herbes de Provence.

Incorporer les ingrédients liquides aux ingrédients secs. Graisser un moule à pain et l'enduire de farine. Presser le mélange aux noix dans le moule à pain. Cuire au four préchauffé à 350°F (180°C) pendant 1 heure.

Laisser refroidir, démouler et couper en tranches. Servir sur des feuilles de laitue frisée avec des crudités.

Note: le pain aux noix se congèle bien, enveloppé par portions individuelles. Se mange chaud ou froid.

Collation
Une pomme et un grand verre d'eau.

Souper
Vichyssoise du mardi soir, une tranche de pain de seigle et des crudités.

Collation
Une poire et un grand verre d'eau.

Deuxième semaine

Dimanche

Commencer la journée par un grand verre d'eau à la température ambiante.

Déjeuner

Crème de riz aux amandes

Donne 4 portions.

4	tasses (1 L) de lait d'amandes
1	tasse (250 ml) de riz moulu
¼	tasse (60 ml) de dattes hachées finement
12	amandes brunes, hachées finement
½	c. à thé (2 ml) d'extrait d'amande
1	c. à table (15 ml) d'huile de première pression de votre choix

Dans une casserole, faire chauffer le lait d'amandes à feu moyen, en brassant jusqu'à ce qu'il soit chaud mais non bouillant. Ajouter le riz moulu, en pluie, tout en continuant de brasser pendant environ 3 minutes ou jusqu'à ce que le mélange soit lisse et crémeux. Ajouter le reste des ingrédients et bien mélanger.

Servir avec un café de céréale.

Dîner

Crème de pois cassés*

Donne 4 portions.

5	tasses (1,25 L) d'eau
1	petit morceau d'algue kombu** (2 po/5 cm)
1	tasse (250 ml) de pois jaunes, cassés
¼	tasse (60 ml) de riz complet, brun
1	carotte coupée en dés
2	oignons hachés finement
1	branche de céleri coupée en dés
¼	tasse (60 ml) de graines de tournesol
1	c. à table (15 ml) de persil frais
	sel de mer, au goût

Mettre l'eau et le morceau d'algue dans une casserole et porter à ébullition. Ajouter les pois cassés, le riz, la carotte, les oignons et le céleri. Couvrir et cuire à feu doux pendant environ 1 heure en remuant de temps à autre.

Ajouter les graines de tournesol, le persil et du sel de mer. Au mélangeur, réduire la préparation en purée.

Servir avec du navet râpé, du céleri et des tomates, ou congeler.

Collation

Une clémentine et un grand verre d'eau.

---

*   Doubler la recette, elle vous servira pour le dîner du mardi.

**   L'algue kombu se vend dans les magasins d'aliments naturels. L'algue est un légume de mer alcalin qui déborde de vitamines et de minéraux. Elle est comestible.

Souper

Fettucine aux carottes et aux oignons*

Donne 4 portions.

1	lb (454 g) de *fettucine*
2 ½	tasses (625 ml) de carottes râpées
1 ½	tasse (375 ml) d'oignons râpés
1	tasse (250 ml) de noisettes hachées
⅓	tasse (80 ml) de sauce tamari
¼	tasse (60 ml) d'huile de première pression de votre choix
½	tasse (125 ml) d'olives noires
1	c. à table (15 ml) de persil séché
1	c. à thé (5 ml) de marjolaine séchée

Dans une casserole d'eau bouillante salée, cuire les *fettucine* jusqu'à ce qu'ils soient *al dente*, tendres mais encore croquants.

Dans une autre casserole, cuire les carottes et les oignons à feu moyen pendant 5 minutes. Dans un grand bol, mélanger les *fettucine*, les carottes, les oignons, les noisettes, la sauce tamari, l'huile, les olives noires, le persil et la marjolaine. Servir aussitôt.

Collation

Compote de pommes et de dattes.

Compote de pommes et de dattes

Donne 4 portions.

8	grosses pommes
24	dattes
¼	tasse (60 ml) d'eau
1	c. à thé (5 ml) de vanille

Peler les pommes et les couper en morceaux.

---

* Doubler la recette, elle vous servira pour le dîner du mercredi.

Mettre les morceaux de pomme dans une casserole avec les dattes et l'eau. Couvrir et cuire jusqu'à ce que les pommes soient tendres. Ajouter la vanille et, au mélangeur, réduire les fruits en purée.

Servir avec des noix de Grenoble hachées finement.

Lundi

Commencer la journée par un grand verre d'eau à la température ambiante, additionnée du jus de ½ citron.

Déjeuner
Crème de sarrasin aux abricots

Donne 4 portions.

4	tasses (1 L) de lait de soja à la vanille
1	tasse (250 ml) de sarrasin moulu
½	tasse (125 ml) d'abricots séchés, hachés finement
2	c. à table (30 ml) de sirop de riz
1	c. à table (15 ml) d'huile de première pression de votre choix

Dans une casserole, faire chauffer le lait de soja à feu moyen, en brassant jusqu'à ce qu'il soit chaud mais non bouillant.

Ajouter le sarrasin, en pluie, en continuant de brasser pendant environ 3 minutes ou jusqu'à ce que le mélange soit lisse et crémeux. Ajouter les abricots, le sirop de riz et l'huile, et bien brasser.

Servir avec un café de céréale.

Dîner

Salade jardinière

Donne 6 portions.

3	tomates
1	concombre
1	paquet d'échalotes
1	laitue romaine
2	gousses d'ail
1	poivron vert
1	oignon
¼	tasse (60 ml) de menthe fraîchement hachée
¼	tasse (60 ml) d'huile de première pression de votre choix

le jus de 2 citrons (plus ou moins selon le goût)

sel de mer, au goût

Hacher finement tous les légumes.

Dans un grand bol, mélanger tous les ingrédients et réfrigérer jusqu'au moment de servir.

Collation

Une pêche et un grand verre d'eau.

Souper

Potage express

Donne environ 6 portions.

6	tasses (1,5 L) d'eau
¼	tasse (60 ml) de millet ou de quinoa
1	poivron vert coupé en morceaux
1	poivron rouge coupé en morceaux
2	oignons hachés
2	branches de céleri coupées en dés
1	tasse (250 ml) de petits pois surgelés
2	tasses (500 ml) de haricots de Lima, cuits
¼	tasse (60 ml) d'huile de première pression de votre choix
⅓	tasse (80 ml) de sauce tamari
3	c. à table (45 ml) de levure Engévita

Dans une casserole, porter l'eau à ébullition. Ajouter le millet, le poivron vert, le poivron rouge, les oignons, le céleri et les petits pois. Réduire le feu et laisser mijoter pendant environ 12 minutes.

Ajouter les haricots de Lima, l'huile, la sauce tamari et la levure. Bien brasser. Servir aussitôt.

Collation

Une pomme et un grand verre d'eau.

Mardi

Commencer la journée par un grand verre d'eau à la température ambiante.

Déjeuner

Crème de millet à l'érable

Donne 4 portions.

4	tasses (1 L) de lait de soja
1	tasse (250 ml) de millet moulu
¼	tasse (60 ml) de noisettes moulues
2	c. à table (30 ml) de sirop d'érable
1	c. à table (15 ml) d'huile de première pression de votre choix
1	petite pincée de sel de mer

Dans une casserole, faire chauffer le lait de soja à feu moyen en brassant jusqu'à ce qu'il soit chaud mais non bouillant.

Ajouter le millet en pluie, en continuant de brasser pendant environ 3 minutes ou jusqu'à ce que le mélange épaississe. Ajouter le reste des ingrédients et bien brasser. Servir aussitôt.

RECEC = Dîner

Crème de pois cassé du dimanche midi et crudités.

Collation

Deux clémentines et un grand verre d'eau.

Souper
Boulettes aux graines de tournesol et au chou

Donne de 4 à 6 portions.

1	tasse (250 ml) de chou râpé
1	tasse (250 ml) de graines de tournesol moulues
1	carotte moyenne, râpée
3	échalotes hachées finement
¼	tasse (60 ml) de sauce tamari
2	c. à table (30 ml) de farine de blé entier
2	c. à table (30 ml) de levure Engévita
2	c. à table (30 ml) de son de blé
1	c. à table (15 ml) de germe de blé
2	c. à table (30 ml) d'huile de première pression de votre choix
½	c. à thé (2 ml) de sel de mer
1	c. à thé (5 ml) d'herbes de Provence

Dans un grand bol, mélanger tous les ingrédients. À l'aide d'une cuillère, déposer le mélange sur une plaque légèrement huilée. Aplatir chaque boulette avec le dos de la cuillère. Cuire au four préchauffé à 350°F (180°C) pendant environ 20 minutes de chaque côté*.

Ces boulettes se congèlent et se réchauffent très bien.

Servir avec des légumes de votre choix.

Collation
Une grappe de raison frais et un grand verre d'eau.

---

* Ne pas oublier de monter la grille du four d'un cran à partir du centre.

Mercredi

Commencer la journée par un grand verre d'eau à la température ambiante, additionnée du jus de ½ citron.

Déjeuner

Flocons d'orge aux amandes et aux raisins secs

Donne 4 portions.

- 4 tasses (1 L) de lait d'amandes
- 1 ½ tasse (375 ml) de flocons d'orge
- ½ tasse (125 ml) d'amandes effilées
- ½ tasse (125 ml) de raisins secs
- 2 c. à table (30 ml) d'huile de première pression de votre choix
- 1 pincée de sel de mer

Dans une casserole, faire chauffer le lait d'amandes à feu moyen. Ajouter les flocons d'orge et mélanger.

Cuire à feu doux de 15 à 18 minutes, en brassant de temps à autre. Ajouter les amandes effilées, les raisins secs, l'huile et le sel de mer. Bien brasser. Servir aussitôt.

Dîner

Fettucine aux carottes et aux oignons du dimanche soir et crudités.

Collation

Une orange et un grand verre d'eau.

Souper

Burger de tofu

Donne environ 12 burgers.

1	bloc de 1 lb (454 g) de tofu
1 ½	tasse (375 ml) de flocons de blé moulus
¼	tasse (60 ml) de sauce tamari
¼	tasse (60 ml) d'huile de première pression de votre choix
2	c. à table (30 ml) de levure Engévita
1	c. à thé (5 ml) de sel de mer
1	c. à thé (5 ml) d'herbes de Provence

Au mélangeur, réduire tous les ingrédients en purée. Le mélange sera épais.

À l'aide d'une cuillère, déposer le mélange sur une plaque de cuisson légèrement huilée. Aplatir chaque boulette pour lui donner la forme d'un pâté. Cuire au four préchauffé à 400°F (200°C) pendant 20 minutes ou jusqu'à ce que le dessous du pâté soit doré.

Servir sur un pain rond de blé entier et garnir, au goût, de laitue, de tomate, de luzerne, de choucroute, etc.

Collation

Une pomme et un grand verre d'eau.

Jeudi

Commencer la journée par un grand verre d'eau à la température ambiante.

Déjeuner

Salade de fruits frais à la crème de cajou

Donne 2 portions.

1	pomme coupée
1	orange coupée en dés
½	tasse (125 ml) de fraises coupées en tranches
½	tasse (125 ml) de morceaux d'ananas

Dans un bol, bien mélanger tous les ingrédients et ajouter la crème de cajou.

Crème de cajou

½	tasse (125 ml) de noix de cajou
¼	tasse (60 ml) à ⅓ (80 ml) de jus d'orange fraîchement pressé

Au mélangeur, réduire les noix de cajou en crème avec le jus d'orange.

Dîner

Salade de germes de soja

Donne 6 portions.

2	tasses (500 ml) de germes de soja
2	tasses (500 ml) de champignons frais, coupés en tranches
2	grosses tomates, coupées en cubes
½	poivron rouge coupé en dés
2	échalotes hachées
½	tasse (125 ml) d'olives noires dénoyautées
2	gousses d'ail écrasées
¼	tasse (60 ml) d'huile d'olive de première pression de votre choix

Dans un bol, mélanger tous les ingrédients et réfrigérer jusqu'au moment de servir.

Collation

Deux ou trois dattes, 1 c. à table (15 ml) de graines de tournesol et un grand verre d'eau.

Souper

Macaronis aux légumes*

Donne 6 portions.

   2 ½   tasses (625 ml) de macaronis de blé entier ou de soja

   2   tasses (500 ml) de différents légumes coupés en dés

   ¼   tasse (60 ml) d'huile de première pression de votre choix ou sauce tamari, au goût

Dans une casserole d'eau bouillante salée, cuire les macaronis jusqu'à ce qu'ils soient *al dente*, tendres mais encore croquants. Mettre les légumes dans une casserole (sans eau) et cuire en brassant, à feu vif, jusqu'à ce qu'ils soient tendres.

Dans un bol, mélanger tous les ingrédients. Arroser d'un peu de sauce tamari. Se mange chaud ou froid.

Collation

Une pêche et un grand verre d'eau.

---

*   En prévoir pour le dîner du samedi.

Vendredi

Commencer la journée par un grand verre d'eau à la température ambiante, additionnée du jus de ½ citron.

Déjeuner

Deux tranches de pain de blé germé. Le pain de blé germé se vend dans les magasins d'aliments naturels. C'est un pain qui a une texture de gâteau aux fruits et il se conserve au réfrigérateur. Le pain de blé germé est très nourrissant et ne contient aucun sucrant ni aucune levure. Il convient parfaitement aux hypoglycémiques. De plus, il renferme beaucoup de vitamines et de minéraux. Il se conserve très bien au réfrigérateur ou au congélateur.

Dîner

Salades d'épinards et de pamplemousses

Donne 4 portions.

2	pamplemousses roses ou blancs
2	tasses (500 ml) d'épinards frais, lavés et équeutés
½	tasse (125 ml) de champignons coupés en tranches
1	morceau de poivron rouge coupé en dés
2	échalotes coupées en tranches
¼	tasse (60 ml) d'huile de première pression de votre choix
1	c. à thé (5 ml) de moutarde de Dijon
¼	c. à thé (1 ml) d'aneth séché

Enlever l'écorce des pamplemousses et détacher la peau blanche. Défaire les pamplemousses en quartiers et enlever les membranes. Mettre les quartiers de pamplemousses dans un bol avec les épinards, les champignons, le poivron rouge et les échalotes.

Dans un autre bol, mélanger l'huile, la moutarde de Dijon et l'aneth. Incorporer au premier mélange. Laisser mariner pendant 30 minutes avant de servir.

Collation
Une pomme et un grand verre d'eau.

Souper
Doliques à œil noir, sauce piquante

Donne 4 portions.

2   tasses (500 ml) de doliques à œil noir, cuits

Sauce piquante

1   petite boîte (5 ½ oz/156 ml) de pâte de tomates
¼   tasse (60 ml) d'eau
1   feuille de laurier
1   c. à thé (5 ml) de moutarde sèche
2   gousses d'ail écrasées
1   c. à thé (5 ml) d'assaisonnement au chili
½   c. à thé (2 ml) de sel de mer
½   c. à thé (2 ml) de thym séché

Mettre tous les ingrédients de la sauce piquante dans une casserole et faire mijoter à feu doux pendant 20 minutes en remuant de temps à autre. Au moment de servir, recouvrir les doliques à œil noir de sauce piquante.

Servir sur un nid de riz avec du brocoli cuit à la vapeur.

Collation
Une poire et un grand verre d'eau.

Samedi

Commencer la journée par un grand verre d'eau à la température ambiante.

Déjeuner

Crêpes de sarrasin aux fruits

Donne 8 crêpes.

1	tasse (250 ml) de lait de soja
1 ⅓	tasse (330 ml) d'eau
1 ¾	tasse (430 ml) de farine de sarrasin
4	c. à table (60 ml) de farine de soja
½	tasse (125 ml) de dattes hachées
1	banane bien mûre
2	c. à table (30 ml) d'huile de première pression de votre choix
2	cubes de pâte d'abricots
1	pincée de sel de mer

Mettre tous les ingrédients dans le récipient du mélangeur et brasser de 3 à 4 minutes ou jusqu'à l'obtention d'un mélange lisse et onctueux.

Chauffer un poêlon à fond épais et le badigeonner d'un peu d'huile de soja.

Verser environ 2 c. à table (30 ml) de pâte dans le poêlon chaud et l'étendre avec une spatule. Cuire jusqu'à ce que la crêpe soit dorée, retourner la crêpe et poursuivre la cuisson pendant quelques secondes. Retirer du poêlon. Faire cuire ainsi toute la pâte.

Note: la pâte est très onctueuse et les crêpes très légères. Elles se congèlent très bien et se réchauffent dans le grille-pain.

Dîner

Macaronis aux légumes du jeudi soir. Peuvent se manger froids, arrosés de votre vinaigrette préférée.

Collation

Une grappe de raisin frais et un grand verre d'eau.

Souper

Croquettes de lentilles

Donne de 4 à 6 portions.

2	gousses d'ail écrasées
1	oignon haché finement
2	tasses (500 ml) de lentilles cuites, réduites en purée
2	tasses (500 ml) de carottes cuites, réduites en purée
½	c. à thé (2 ml) de sauge, ou d'origan, séchée
2	c. à table (30 ml) d'huile de première pression de votre choix

Dans un poêlon à surface antiadhésive, faire dorer l'ail et l'oignon. Ajouter les lentilles, les carottes, la sauge et l'huile. Façonner le mélange en croquettes. Placer les croquettes sur une plaque à biscuits huilée.

Faire dorer les croquettes au four préchauffé à 350°F (180°C) de 20 à 25 minutes*.

Servir avec des légumes cuits à la vapeur. Délicieuses nappées d'une sauce tomate.

Collation

Une clémentine et un grand verre d'eau.

---

* Monter la grille du four d'un cran à partir du centre.

Troisième semaine

Dimanche

Commencer la journée par un grand verre d'eau à la température ambiante, additionnée du jus de ½ citron.

Déjeuner

Déjeuner à la semoule

Donne 4 portions.

4	tasses (1 L) d'eau
1	tasse (250 ml) de semoule de maïs
2	bananes coupées en tranches
¼	tasse (60 ml) de beurre d'arachides

Mettre l'eau dans une casserole et porter à ébullition. Ajouter la semoule de maïs et brasser de 2 à 4 minutes à feu moyen. Ajouter les bananes et le beurre d'arachides. Bien mélanger et servir.

Dîner

Croquettes de pommes de terre aux légumes*

Donne 8 croquettes.

2	oignons hachés finement
2	gousses d'ail écrasées
2	carottes râpées
2	branches de céleri coupées en dés
½	poivron rouge coupé en dés
2	tasses (500 ml) de purée de pommes de terre
2	c. à table (30 ml) de persil frais, haché
2	c. à thé (10 ml) de cari
	chaplure de pain de blé entier
¼	tasse (60 ml) d'huile de première pression de votre choix
	sel et poivre blanc, au goût

---

* Doubler la recette, elle vous servira pour le dîner du mardi.

Dans une casserole d'eau bouillante, attendrir les oignons, l'ail, les carottes, le céleri et le poivron rouge. Dans un bol, mélanger les légumes à la purée de pommes de terre. Ajouter le persil et le cari. Saler et poivrer. Façonner le mélange en croquettes. Passer chaque croquette dans la chapelure.

Déposer les croquettes sur une plaque à biscuits légèrement huilée. Badigeonner le dessus de chaque croquette d'un peu d'huile. Cuire les croquettes au four préchauffé à 375°F (190°C) jusqu'à ce qu'elles soient dorées.

Servir avec des légumes de votre choix et une salade de laitue frisée.

Collation

Une pomme et un grand verre d'eau.

Souper

Légumes au wok à l'indienne

Donne de 4 à 6 portions.

3	oignons moyens, hachés
4	gousses d'ail écrasées
1	aubergine coupée en dés
1	pomme de terre coupée en petits cubes
1	poivron vert coupé en lanières
1	poivron rouge coupé en lanières
6	gros champignons coupés en tranches
2	courgettes coupées en rondelles fines
2	tasses (500 ml) de tomates coupées en morceaux
½	c. à thé (2 ml) de gingembre moulu
1	c. à thé (5 ml) de fenouil
¼	c. à thé (1 ml) de cannelle
¼	c. à thé (1 ml) de poivre rouge
¼	tasse (60 ml) d'huile d'olive de première pression de votre choix

Chauffer le wok. Ajouter les oignons et l'ail, puis brasser jusqu'à ce qu'ils soient dorés.

Ajouter tous les autres ingrédients sauf l'huile. Couvrir et laisser mijoter à feu doux pendant environ 10 minutes. Ajouter l'huile et servir avec une tranche de pain de seigle.

Collation
Un kiwi et un grand verre d'eau.

Lundi

Commencer la journée par un grand verre d'eau à la température ambiante.

Déjeuner

Déjeuner au couscous

Donne de 2 à 3 portions.

1	tasse (250 ml) de lait d'amandes
1	c. à table (15 ml) de sirop de riz
½	tasse (125 ml) de couscous
1	fruit de saison
6	amandes brunes, moulues
1	c. à table (15 ml) d'huile de première pression de votre choix

Dans une casserole, porter le lait d'amandes au point d'ébullition. Ajouter le sirop de riz.

Ajouter le couscous et fermer le feu. Couvrir et laisser reposer pendant 5 minutes. Incorporer le fruit, les amandes et l'huile. Brasser et servir.

Dîner

Salade de navet aux noisettes

Donne 2 portions.

2	tasses (500 ml) de navet râpé
½	tasse (125 ml) de noisettes hachées
3	échalotes hachées finement
1	poivron rouge coupé en dés
½	poivron vert coupé en dés
	huile d'olive de première pression de votre choix
	sel de mer, au goût

Dans un bol à salade, mélanger tous les ingrédients et réfrigérer jusqu'au moment de servir.

Collation

Une grappe de raisin frais et un grand verre d'eau.

Souper

Tourte crémeuse
au riz et aux légumes*

Donne 2 tourtes de 4 portions chacune.

3   tasses (750 ml) d'eau
1 ½   tasse (375 ml) de riz complet, brun
4   tasses (1 L) de légumes variés, coupés en dés
¾   tasse (180 ml) d'eau
2   tasses (500 ml) de lait de soja
¼   tasse (60 ml) d'huile de première pression de votre choix
¼   tasse (60 ml) de farine de blé entier
1   c. à thé (5 ml) de sel de mer
½   c. à thé (2 ml) de sarriette séchée
¼   c. à thé (1 ml) de basilic séché
1   paquet de fromage de soja de type «Rella», râpé

Mettre 3 tasses (750 ml) d'eau dans une casserole et porter à ébullition. Ajouter le riz et cuire à feu doux jusqu'au degré de cuisson désiré. Réserver. Attendrir les légumes dans l'eau qui reste (¾ tasse/180 ml). Ne pas égoutter et ajouter le lait de soja. Porter au point d'ébullition. Ne pas faire bouillir.

Dans un bol, mélanger l'huile, la farine, le sel de mer, la sarriette et le basilic. Verser le mélange à la farine sur les légumes. Brasser jusqu'à ce que la préparation soit onctueuse. Réserver.

Répartir le riz dans deux assiettes à tarte de 9 po (23 cm) de diamètre. Presser le riz dans le fond et sur les côtés de l'assiette.

Verser la béchamel de légumes sur le riz et garnir de fromage de soja. Gratiner au four préchauffé à 325°F (160°C) pendant environ 25 minutes**.

Collation

Une orange et un grand verre d'eau.

---

*   En prévoir pour le dîner du mercredi.
**   La tourte au riz et aux légumes se congèle très bien avant d'être gratinée. Au moment de servir la tourte, la sortir du congélateur et la mettre directement au four préchauffé à 325°F (160°C) de 30 à 35 minutes.

Mardi

Commencer la journée par un grand verre d'eau à la température ambiante, additionnée du jus de ½ citron.

Déjeuner

Crème de quinoa

Donne 4 portions.

2	tasses (500 ml) de lait de soja
2	tasses (500 ml) d'eau
¾	tasse (180 ml) de quinoa moulu grossièrement
1	c. à table (15 ml) de sirop de riz
3	c. à table (45 ml) de graines de lin moulues
3	c. à table (45 ml) de graines de sésame moulues
1	banane coupée en tranches
2	c. à table (30 ml) d'huile de première pression de votre choix

Mettre le lait de soja et l'eau dans une casserole et porter à ébullition. Ajouter la semoule de quinoa. Brasser pendant environ 3 minutes ou jusqu'à ce que le mélange épaississe. Ajouter le reste des ingrédients et servir.

Dîner

Croquettes de pommes de terre aux légumes du dimanche midi, crudités et salade verte.

Collation

Une prune et un grand verre d'eau.

Souper
Spirales aux légumes crus
Donne 6 portions.

6   tasses (1,5 L) de spirales de blé entier, cuites

2   tasses (500 ml) de germes de luzerne

1   tasse (250 ml) de graines de citrouille

¼   tasse (60 ml) de radis roses coupés en rondelles

1   gousse d'ail écrasée

¼   tasse (60 ml) d'huile de première pression de votre choix

sauce tamari, au goût

Dans un grand bol, mélanger tous les ingrédients et réfrigérer jusqu'au moment de servir.

Collation
Une poire et un grand verre d'eau.

Mercredi

Commencer la journée par un grand verre d'eau à la température ambiante.

Déjeuner

Déjeuner dans un verre

Donne 1 portion.

1	tasse (250 ml) de lait de soja ou d'amandes
1	banane bien mûre
6	fraises
2	c. à table (30 ml) de graines de lin moulues
2	c. à table (30 ml) de flocons d'avoine moulus
1	c. à thé (5 ml) d'huile de première pression de votre choix

Au mélangeur, réduire tous les ingrédients en une purée lisse et crémeuse. Boire par petites gorgées en prenant soin de bien saliver.

Dîner

Un morceau de tourte crémeuse au riz et aux légumes du lundi soir, laitue et crudités.

Collation

Une poire et un grand verre d'eau.

Souper

Aubergines farcies aux pois chiches

Donne de 4 à 6 portions.

2	aubergines
2	tasses (500 ml) de bouillon de légumes
1	tasse (250 ml) de riz non cuit
1	gros oignon
⅔	tasse (160 ml) de pois chiches cuits
½	c. à thé (2 ml) de basilic séché
½	c. à thé (2 ml) d'origan séché
½	c. à thé (2 ml) de poudre d'ail
1	c. à thé (5 ml) de sel de mer
1	tasse (250 ml) de sauce tomate

Couper les aubergines en deux dans le sens de la longueur et retirer la pulpe. Réserver. Dans une casserole, mettre le bouillon de légumes et le riz. Couvrir et laisser mijoter jusqu'à ce que le liquide soit absorbé.

Au mélangeur, réduire en purée l'oignon, les pois chiches, la pulpe des aubergines, le basilic, l'origan, la poudre d'ail et le sel de mer. Incorporer la purée d'aubergine au riz et brasser. Placer les moitiés d'aubergine dans une grande casserole huilée allant au four. Remplir chacune des moitiés de ¼ tasse (60 ml) du mélange au riz.

Couvrir les aubergines farcies de la sauce tomate. Cuire, à couvert, au four préchauffé à 325°F (160°C) pendant environ 20 minutes. Retirer le couvercle et poursuivre la cuisson pendant 20 minutes.

Servir sur des feuilles de laitue frisée.

Collation

Une pomme et un grand verre d'eau.

Jeudi

Commencer la journée par un grand verre d'eau à la température ambiante, additionnée du jus de ½ citron.

Déjeuner

Flocons d'orge
aux abricots et aux raisins secs

Donne 4 portions.

4	tasses (1 L) de lait de soja
1	tasse (250 ml) de flocons d'orge
1	tasse (250 ml) d'abricots secs
½	tasse (125 ml) de raisins secs
2	c. à table (30 ml) de zeste de citron

Mettre tous les ingrédients dans une casserole. Couvrir et cuire à feu doux pendant environ 20 minutes. Brasser de temps à autre pour éviter que les céréales ne collent. Servir.

Dîner

Salade d'amour

Donne de 4 à 6 portions.

1	tasse (250 ml) de riz complet, cuit
1	tasse (250 ml) de germes de soja crus
½	paquet (5 oz/142 g) d'épinards crus, lavés, essorés et hachés
1	branche de céleri coupée en dés
½	tasse (125 ml) de graines de tournesol
1	tomate coupée en dés
½	tasse (125 ml) de champignons frais, coupés en tranches
¼	tasse (60 ml) de raisins secs
4	c. à table (60 ml) de persil frais, haché
4	échalotes coupées en tranches

Dans un grand bol, mélanger tous les ingrédients. Ajouter la vinaigrette et remuer.

Vinaigrette à l'ail

¼	tasse (60 ml) d'huile d'olive de première pression
2	c. à table (30 ml) de sauce tamari
2	c. à table (30 ml) de jus de citron frais
3	gousses d'ail

Mettre tous les ingrédients dans le récipient du mélangeur et brasser de 2 à 3 minutes.

Verser la vinaigrette sur la salade et laisser mariner pendant environ 2 heures avant de servir.

Collation

Une pêche et un grand verre d'eau.

Souper

Pain de lentilles à la sauce tomate

Donne 6 portions.

1	tasse (250 ml) de lentilles brunes, cuites et réduites en purée
1	gros oignon, haché finement
2	gousses d'ail hachées finement
½	tasse (125 ml) de fromage de soja (saveur mozarella)
½	tasse (125 ml) de chapelure de blé entier
½	tasse (125 ml) de carottes râpées finement
2	gousses d'ail hachées finement
2	c. à table (30 ml) d'huile de première pression de votre choix
2	c. à table (30 ml) de sauce tamari
¼	tasse (60 ml) d'eau

Dans un bol, mélanger ensemble tous les ingrédients. Verser dans un moule à pain huilé. Cuire au four préchauffé à 350°F (180°C) pendant environ 45 minutes. Laisser refroidir, démouler, couper en tranches et servir avec de la sauce tomate.

Sauce tomate

2	oignons hachés finement
1	gousse d'ail hachée finement
2	tasses (500 ml) de tomates fraîches, passées au mélangeur
1	petite boîte (5 ½ oz/156 ml) de pâte de tomates
¼	tasse (60 ml) d'huile d'olive de première pression de votre choix
1	c. à thé (5 ml) de basilic séché
1	c. à thé (5 ml) de sel de mer
1	c. à thé (5 ml) de miel
1	feuille de laurier
	poivre blanc, au goût

Dans un poêlon à surface antiadhésive, faire revenir les oignons et l'ail jusqu'à ce qu'ils soient dorés. Ajouter tous les ingrédients sauf l'huile et le miel. Couvrir et laisser mijoter pendant 45 minutes, à feu doux. Ajouter l'huile et le miel, brasser et servir.

Servir avec des légumes et du millet cuit, nature.

Collation

Une pomme râpée et un grand verre d'eau.

Note: prendre le temps de faire le pain aux bananes pour le déjeuner du vendredi.

Pain aux bananes

Donne environ 11 tranches.

3	tasses (750 ml) de farine de blé entier
2	c. à thé (10 ml) de levure chimique (poudre à pâte), sans alun
1	c. à thé (5 ml) de bicarbonate de sodium
1	c. à thé (5 ml) de sel de mer
1	tasse (250 ml) de son de blé
¼	tasse (60 ml) de germe de blé
1	tasse (250 ml) de noix de Grenoble hachées
1	tasse (250 ml) de graines de tournesol
¼	tasse (60 ml) de poudre de lait de soja
1	tasse (250 ml) de raisins secs
⅔	tasse (160 ml) d'huile de première pression de votre choix
½	tasse (125 ml) d'eau
6	bananes moyennes, bien mûres
2	c. à thé (10 ml) d'extrait de vanille

Dans un grand bol, mettre la farine, la levure chimique, le bicarbonate de sodium, le sel de mer, le son de blé, le germe de blé, les noix de Grenoble, les graines de tournesol et la poudre de lait de soja. Bien mélanger avec une cuillère de bois.

Au mélangeur, réduire en une purée lisse et onctueuse les raisins secs, l'huile, l'eau, les bananes et la vanille. Incorporer les ingrédients liquides aux ingrédients secs en brassant jusqu'à ce que la préparation soit homogène.

Verser dans 2 moules à pain huilés et farinés. Cuire au four préchauffé à 350°F (180°C) pendant environ 60 minutes. Laisser refroidir, démouler, couper en tranches et congeler, si désiré.

Vendredi

Commencer la journée par un grand verre d'eau à la température ambiante.

Déjeuner

Une tranche de ½ po (1 cm) de pain aux bananes

Dîner

Salade de chou

Donne 1 portion.

1	tasse (250 ml) de chou râpé
½	oignon râpé
1	tomate coupée en dés
1	carotte râpée
	jus de citron frais
	huile de première pression, au goût
1	pincée de sel de mer
	ciboulette
	persil

Mettre tous les ingrédients dans un saladier et bien mélanger avant de servir.

Collation

Une grappe de raisin frais et un grand verre d'eau.

Souper
Riz à l'indonésienne

Donne 4 portions.

2	tasses (500 ml) de riz complet, non cuit*
1	bloc de 1 lb (454 g) de tofu, coupé en dés
2	oignons hachés
2	gousses d'ail hachées finement
2	poireaux coupés en rondelles
1	c. à thé (5 ml) de sel de mer
1	c. à thé (5 ml) de poivre blanc
1	c. à thé (5 ml) de gingembre moulu
1	c. à table (15 ml) de sauce tamari
2	c. à table (30 ml) de feuilles de céleri hachées finement
2	tomates coupées en dés
¼	tasse (60 ml) d'huile de première pression de votre choix

Cuire le riz selon la méthode de cuisson désirée. Réserver.

Dans une grande casserole, mettre le tofu, les oignons, l'ail et les poireaux. Cuire, à feu vif, en brassant de 3 à 4 minutes ou jusqu'à ce que les ingrédients soient dorés. Ajouter le reste des ingrédients et incorporer le mélange au riz réservé. Laisser reposer pendant 10 minutes avant de servir.

Servir sur des feuilles de laitue romaine.

Collation
Une poire et un grand verre d'eau.

---

* En profiter pour faire cuire en sus $1^{1}/_{2}$ tasse (375 ml) de riz, qui donnera 3 tasses (750 ml) de riz cuit pour le déjeuner du samedi.

Samedi

Commencer la journée par un grand verre d'eau à la température ambiante, additionnée du jus de ½ citron.

Déjeuner

Porridge au riz et aux figues

Donne 4 portions.

3	tasses (750 ml) de riz cuit
4 ½	tasses (1,125 L) de lait de soja
½	tasse (125 ml) de figues hachées finement
1	pincée de sel de mer
1	c. à table (15 ml) d'huile de première pression de votre choix

Dans une grande casserole, mélanger le riz, le lait de soja, les figues et le sel de mer.

Couvrir et cuire à feux doux jusqu'à ce que le lait soit presque tout absorbé. Remuer de temps à autre. Ajouter l'huile, brasser et servir.

Se mange chaud ou froid.

Dîner

Crème jardinière

Donne 5 portions.

2	tasses (500 ml) d'eau
2	tasses (500 ml) de légumes au choix, coupés en morceaux
2	tasses (500 ml) de lait de soja
2	tranches de pain de blé entier
¼	tasse (60 ml) d'huile de première pression de votre choix
½	tasse (125 ml) de tofu écrasé
	sel de mer, au goût

Mettre l'eau dans une casserole et porter à ébullition. Ajouter les légumes et cuire pendant environ 7 minutes. Ajouter le lait de soja et poursuivre la cuisson pendant environ 5 minutes. Ajouter le reste des ingrédients, y compris les tranches de pain coupées en cubes et, au mélangeur, réduire la préparation en crème.

Servir avec des crudités

Collation

Une orange et un grand verre d'eau.

Souper

Spaghettis marinara*

Donne environ 4 portions.

1	lb (454 g) de spaghettis de blé entier ou de soja
4	oignons hachés finement
4	gousses d'ail hachées finement
1	tasse (250 ml) de champignons hachés finement
4	tasses (1 L) de tomates fraîches, passées au mélangeur ou
2	grosses boîtes (28 oz/796 ml) de tomates
1	tasse (250 ml) de vin blanc sec
1	c. à thé (5 ml) de sel de mer
1	c. à thé (5 ml) d'origan séché
1	c. à thé (5 ml) de sirop de riz
¼	tasse (60 ml) d'huile d'olive de première pression

Dans un poêlon chaud à surface antiadhésive, faire revenir les oignons, l'ail et les champignons, à feu vif, en brassant jusqu'à ce que les légumes soient dorés. Ajouter les tomates, le vin blanc, le sel de mer, l'origan et le sirop de riz.

Couvrir et laisser mijoter pendant 35 minutes à feu doux. Ajouter l'huile et passer la sauce au mélangeur pour qu'elle soit lisse. Entre-temps, dans une casserole d'eau bouillante salée, faire cuire les spaghettis jusqu'à ce qu'ils soient *al dente*, tendres mais encore croquants. Verser la sauce sur les pâtes et servir.

Collation

Une poire et un grand verre d'eau.

---

*   Doubler la recette, elle servira pour le dîner du lundi suivant.

Quatrième semaine

Dimanche

Commencer la journée par un grand verre d'eau à la température ambiante.

Déjeuner

Crêpes à l'avoine et au riz

Donne environ 12 crêpes de 6 po (15 cm) de diamètre chacune.

1	tasse (250 ml) de farine de riz
¾	tasse (180 ml) de farine d'avoine
1	tasse (250 ml) de soja
⅓	tasse (80 ml) d'huile de soja de première pression
½	tasse (125 ml) de tofu écrasé
1	c. à table (15 ml) de beurre d'arachides
1	banane bien mûre
1	c. à thé (5 ml) de son de blé
1	c. à thé (5 ml) de sirop d'érable

Mettre tous les ingrédients dans le récipient du robot culinaire ou du mélangeur et brasser de 3 à 4 minutes ou jusqu'à l'obtention d'un mélange lisse et onctueux.

Chauffer un poêlon en fonte et le badigeonner d'un peu d'huile de soja. Verser environ 2 c. à table (30 ml) de pâte dans le poêlon chaud et l'étendre avec une spatule. Cuire pendant 2 minutes de chaque côté. Retirer du poêlon. Faire cuire ainsi toute la pâte.

Les crêpes se congèlent très bien et elles se réchauffent facilement dans le grille-pain.

Dîner

Pilaf d'orge aux légumes*

Donne 4 portions.

2	tasses (500 ml) d'orge mondé
1	tasse (250 ml) de carottes coupées en dés
2	tasses (500 ml) de champignons hachés
3	branches de céleri coupées en dés
1	poivron vert coupé en dés
2	oignons hachés finement
½	tasse (125 ml) de graines de sésame grillées et moulues
4	tasses (1 L) d'eau
⅓	tasse (80 ml) de sauce tamari
2	c. à table (30 ml) d'huile de première pression de votre choix

Dans une casserole chaude allant au four, faire griller l'orge mondé en brassant jusqu'à ce qu'il soit doré. Ajouter tous les autres ingrédients, sauf l'huile. Cuire au four préchauffé à 350°F (180°C) pendant environ 1 ½ heure. Ajouter l'huile, brasser et servir.

Servir avec des crudités et de la laitue.

Collation

1 c. à table (15 ml) de graines de citrouille, quatre dattes et un grand verre d'eau.

---

* Doubler la recette, elle vous servira pour le souper du mercredi.

Souper

Pâté de noix et d'avoine aux légumes

Donne de 4 à 6 portions.

2	tasses (500 ml) de gros flocons d'avoine
4	tasses (1 L) d'eau
2	gros oignons hachés finement
⅓	tasse (80 ml) de sauce tamari
¼	tasse (60 ml) d'huile de première pression de votre choix
1 ½	tasse (375 ml) de noix mélangées et hachées
1	c. à table (15 ml) de persil
4	tasses (1 L) de macédoine de légumes
3	tasses (750 ml) de purée de carottes ou de courge

Mettre les flocons d'avoine et l'eau dans une casserole. Cuire à feu doux pendant 20 minutes. Rincer, égoutter et remettre dans la casserole. Ajouter les oignons, la sauce tamari, l'huile, les noix et le persil. Bien mélanger. Presser le mélange dans un moule de 13 po x 9 po x 2 po (33 cm x 23 cm x 5 cm). Attendrir légèrement les légumes à la vapeur et les ajouter dans le moule. Couvrir de la purée de carottes. Cuire au four préchauffé à 350°F (180°C) pendant environ 20 minutes.

Servir sur de la laitue frisée.

Collation

Un kiwi et un grand verre d'eau.

Note: préparer les muffins au son pour le déjeuner du lundi. Faire tremper 2 tasses (500 ml) de pois chiches.

Muffins au son

Donne 24 muffins.

3	tasses (750 ml) de son de blé
1 ⅔	tasse (410 ml) de farine de blé entier
2	c. à thé (10 ml) de bicarbonate de sodium
1	c. à thé (5 ml) de sel de mer
½	tasse (125 ml) d'huile de première pression de votre choix
2	tasses (500 ml) de lait de soja
2	c. à thé (10 ml) de jus de citron fraîchement pressé
1	tasse (250 ml) de raisins secs
8	cubes de pâte d'abricots
1	orange pelée, défaite en quartiers et son zeste

Dans un grand bol, mélanger le son, la farine, le bicarbonate de sodium et le sel de mer. Mettre tous les autres ingrédients dans le récipient du mélangeur et brasser jusqu'à ce que le mélange soit lisse et onctueux.

Incorporer les ingrédients liquides aux ingrédients secs en brassant jusqu'à ce que le mélange soit humide. À l'aide d'une cuillère, répartir la pâte dans 24 moules à muffins tapissés de moules en papier. Cuire au four préchauffé à 375°F (190°C) pendant environ 23 minutes*.

Laisser refroidir les muffins avant d'enlever les moules en papier.

---

* Ne pas oublier de monter la grille du four d'un cran à partir du centre pour éviter que le dessous ne colle.

Lundi

Commencer la journée par un grand verre d'eau à la température ambiante, additionnée du jus de ½ citron.

Déjeuner

Deux muffins au son et un café de céréale.

Dîner

Spaghetti marinara du samedi soir avec quelques crudités.

Collation

Une banane et un grand verre d'eau.

Souper

Aubergines farcies au quinoa

Donne 6 portions.

6	aubergines
1	tasse (250 ml) de quinoa cuit
¼	tasse (60 ml) de noix mélangées, hachées
¼	tasse (60 ml) de persil frais, haché
1	petit oignon, haché finement
2	tomates coupées en dés
1	poivron rouge coupé en dés
½	tasse (125 ml) d'huile d'olive de première pression
1	c. à thé (5 ml) d'herbes de Provence

Couper chaque aubergine en deux dans le sens de la longueur. Évider chaque moitié et couper la pulpe en petits morceaux.

Dans un bol, mélanger tous les ingrédients avec la pulpe des aubergines. Remplir du mélange chaque moitié d'aubergine aux trois quarts. Dans une casserole, disposer les moitiés d'aubergines farcies et ajouter suffisamment d'eau pour couvrir les aubergines à moitié.

Couvrir et porter à ébullition. Réduire le feu et cuire pendant environ 30 minutes. Retirer le couvercle et poursuivre la cuisson pendant 10 minutes. Servir avec des épinards crus arrosés d'un peu de jus de citron frais.

Collation

Une grappe de raisin frais et un grand verre d'eau.

Note: voir la recette du déjeuner du lendemain et mettre tous les ingrédients dans un bol. Couvrir hermétiquement et mettre au réfrigérateur.

Mardi

Commencer la journée par un grand verre d'eau à la température ambiante.

Déjeuner

Flocons de seigle
au germe de blé et aux amandes

Donne 2 portions.

½   tasse (125 ml) de flocons de seigle

¼   tasse (60 ml) de germe de blé cru

6   amandes hachées finement

2   c. à table (30 ml) de raisins secs

1 ½ tasse (375 ml) de lait d'amandes

Tous les ingrédients ont été mélangés et réfrigérés depuis la veille. Le matin, manger les flocons de seigle froids ou les réchauffer.

Dîner

Potage à la citrouille

Donne 6 portions.

6   tasses (1,5 L) d'eau

3   cubes de bouillon de légumes

4   tasses (1 L) de citrouille coupée en morceaux

3   tasses (750 ml) de brocoli coupé en bouquets

2   tasses (500 ml) de carottes coupées en diagonale

2   tasses (500 ml) de céleri avec les feuilles, coupé en diagonale

2   gros oignons, hachés finement

7   gousses d'ail écrasées

1   grosse tomate coupée en dés

2   c. à table (30 ml) de persil frais, haché

¼   tasse (60 ml) d'huile de première pression de votre choix

     sel de mer, au goût

Mettre l'eau dans une casserole et porter à ébullition.
Ajouter les cubes de bouillon de légumes. Ajouter tous
les légumes, y compris les morceaux de citrouille, et le
persil. Couvrir et laisser mijoter pendant 10 minutes.
Ajouter l'huile et le sel de mer. Passer la préparation au
mélangeur et servir avec une tranche de pain de blé entier.

Collation

Des fraises fraîches et un grand verre d'eau.

Souper

Bulghur à la mexicaine

Donne 4 portions.

1	tasse (250 ml) d'eau bouillante
1	tasse (250 ml) de bulghur
2	gousses d'ail hachées finement
¾	tasse (180 ml) de maïs en grains, frais ou surgelé
1	poivron rouge coupé en dés
1	poivron vert coupé en dés
2	oignons hachés finement
5	tomates coupées en dés
½	tasse (125 ml) de tofu coupé en dés
2	c. à table (30 ml) de sauce tamari
2	c. à table (30 ml) d'huile de première pression de votre choix
2	c. à thé (10 ml) d'assaisonnement au chili
1	c. à thé (5 ml) d'herbes de Provence

Porter l'eau à ébullition dans une casserole. Cesser la
cuisson. Ajouter aussitôt le bulghur à l'eau bouillante,
couvrir, et laisser reposer pendant 7 minutes.

Pendant ce temps, dans une autre casserole, attendrir les
légumes à feu vif tout en remuant constamment, de 2 à 3
minutes.

Ajouter les légumes au bulghur. Bien mélanger. Couvrir
et laisser cuire à feu doux pendant 5 minutes. Servir.

Collation

Une pomme et un grand verre d'eau.

Mercredi

Commencer la journée par un grand verre d'eau à la température ambiante, additionnée du jus de ½ citron.

Déjeuner

Deux galettes de riz* avec 2 c. à thé (10 ml) de beurre de noisettes.

Dîner

Un sandwich fait avec de l'*hoummos*, des tomates et de la laitue, servi avec des carottes râpées, du persil frais et des olives noires.

Hoummos

Donne 4 tasses (1 L).

2	tasses (500 ml) de pois chiches cuits
¼	tasse (60 ml) d'eau ou de bouillon de légumes
½	tasse (125 ml) de beurre de sésame ou de tahini
2	gousses d'ail
¼	tasse (60 ml) d'huile d'olive de première pression
¼	tasse (60 ml) de sauce tamari
	le jus de 1 citron

Au robot culinaire ou au mélangeur, réduire tous les ingrédients en une purée lisse et onctueuse. Réfrigérer ou congeler les portions non utilisées.

Collation

Une orange et un grand verre d'eau.

Souper

Une portion de pilaf d'orge aux légumes du dimanche midi avec de la laitue et des crudités.

---

* Les galettes de riz se vendent dans les magasins d'aliments naturels ou au supermarché.

Jeudi

Commencer la journée par un grand verre d'eau à la température ambiante.

Déjeuner

Deux rôties au pain de seigle, 1 c. à table (15 ml) de beurre d'amandes et un café de céréale.

Dîner

Salade de betteraves

Donne 4 portions.

2	c. à table (30 ml) d'huile d'olive de première pression de votre choix
2	c. à table (30 ml) de jus de citron fraîchement pressé
1	gousse d'ail
1	pincée de sel de mer
2	tasses (500 ml) de betteraves crues râpées ou cuites et coupées en dés
1	pomme crue râpée ou coupée en dés
¼	tasse (60 ml) de graines de tournesol
2	c. à table (30 ml) de persil frais, haché

Au mélangeur, battre pendant 1 minute l'huile d'olive, le jus de citron, l'ail et le sel de mer.

Dans un bol, mélanger les betteraves, la pomme, les graines de tournesol et le persil. Ajouter la vinaigrette à la salade et remuer délicatement. Réfrigérer jusqu'au moment de servir.

Collation

Une orange et un grand verre d'eau.

Souper

Rouleaux aux carottes
et aux haricots de Lima

Donne de 4 à 6 portions.

1   lb (454 g) de lasagnes
3   tasses (750 ml) de carottes coupées en rondelles, cuites
2   tasses (500 ml) de haricots de Lima, cuits
2   gousses d'ail hachées finement
1   c. à thé (5 ml) de marjolaine séchée
1   pincée de sel de mer

Dans une grande casserole d'eau bouillante salée, cuire les pâtes jusqu'à ce qu'elles soient *al dente*, tendres mais encore croquantes. Égoutter.

Entre-temps, au robot culinaire ou au mélangeur, réduire tous les autres ingrédients en purée. Tartiner chaque lasagne de la purée de carottes et de haricots de Lima. Déposer les lasagnes dans des assiettes et arroser de sauce tomate. Gratiner avec le fromage de soja de type «Rella», si désiré.

Sauce tomate

2   gros oignons, hachés finement
3   gousses d'ail hachées finement
4   tasses (1 L) (250 ml) de tomates fraîches, passées au mélangeur ou
4   boîtes de 8 oz (250 ml) de tomates
1   petite boîte (5 ½ oz/156 ml) de pâte de tomates
1   c. à table (15 ml) de moutarde sèche
le jus de ½ citron
1   c. à table (15 ml) de persil séché
1   feuille de laurier
1   c. à thé (5 ml) de sirop de riz
¼   tasse (60 ml) d'huile d'olive de première pression
sel de mer et poivre blanc, au goût

Dans une grande casserole, faire revenir les oignons et l'ail à feu vif en brassant jusqu'à ce qu'ils soient dorés.

Ajouter tous les autres ingrédients, sauf l'huile d'olive et le sirop de riz. Couvrir et laisser mijoter à feu doux pendant 35 minutes. Ajouter l'huile et le sirop de riz et brasser. Rectifier l'assaisonnement, si nécessaire, et servir.

Collation
Une pomme râpée et un grand verre d'eau.

Vendredi

Commencer la journée par un grand verre d'eau à la température ambiante, additionnée du jus de ½ citron.

Déjeuner

Petit déjeuner au millet

Donne 4 portions.

½	tasse (125 ml) de millet non moulu
1 ½	tasse (375 ml) d'eau
1	banane coupée en tranches
2	c. à table (30 ml) de raisins secs
2	c. à table (30 ml) de dattes hachées finement
2	c. à table (30 ml) de graines de tournesol
1	c. à table (15 ml) de noix de coco râpée

Dans une casserole, cuire le millet une vingtaine de minutes dans 2 ou 3 parties de liquide par partie de grains, ou utiliser 1 tasse (250 ml) de millet déjà cuit.

Ajouter les fruits, les graines de tournesol et la noix de coco. Bien mélanger et servir. On peut également ajouter un peu de lait de coco si le mélange est trop épais.

Dîner

Croquettes aux noix de cajou

Donne 4 portions.

½	tasse (125 ml) de noix de cajou moulues
½	tasse (125 ml) de chapelure de pain de blé entier
1	oignon haché finement
1	branche de céleri hachée finement
1	gousse d'ail hachée finement
4	gros champignons, hachés finement
1	c. à table (15 ml) de sauce tamari
1	c. à thé (5 ml) de poivre blanc
2	c. à table (30 ml) de persil frais, haché

Dans un bol, mélanger tous les ingrédients. Façonner le mélange en boulettes. Ajouter un peu d'eau au besoin.

Aplatir les boulettes avec les mains et les déposer sur une plaque de cuisson huilée. Cuire au four préchauffé à 350°F (180°C) de 20 à 30 minutes*.

Servir avec des légumes crus et des légumes cuits à la vapeur.

Collation

Une grappe de raisin frais et un grand verre d'eau.

<u>Souper</u>

Tofu au cari

Donne de 4 à 6 portions.

2	blocs de tofu de 1 lb (454 g) coupés en cubes de ½ po (1 cm) de côté
⅓	tasse (80 ml) de bulghur
3	carottes coupées en dés
¼	tasse (60 ml) de poudre de lait de soja
2 ½	tasses (625 ml) de bouillon de légumes
3	c. à table (45 ml) de farine de blé entier
2	c. à table (30 ml) d'huile de première pression de votre choix
1	c. à table (15 ml) de cari
1	c. à thé (5 ml) de sel de mer
1	c. à table (15 ml) de persil séché

Déposer dans un plat allant au four le tofu, le bulghur et les carottes. Au mélangeur, brasser la poudre de lait de soja, le bouillon de légumes, la farine, l'huile, le cari, le sel de mer et le persil.

Verser le mélange liquide sur le mélange au bulghur. Couvrir et cuire au four préchauffé à 400°F (200°C) pendant environ 20 minutes.

Servir avec des légumes crus et des légumes cuits à la vapeur.

Collation

Une pêche et un grand verre d'eau.

---

* Ne pas oublier de monter la grille du four d'un cran à partir du centre.

Samedi

Commencer la journée par un grand verre d'eau à la température ambiante.

Déjeuner

Un pamplemousse et une orange coupés en morceaux avec 2 c. à table (30 ml) d'amandes moulues.

Dîner

Velouté aux asperges

Donne 4 portions.

1	tasse (250 ml) d'eau
3 ½	tasses (875 ml) d'asperges coupées en morceaux de 1 po (2,5 cm) de long
2	branches de céleri coupées en morceaux
2	tasses (500 ml) de lait de soja
2	c. à table (30 ml) de farine de blé entier
1	c. à table (15 ml) de persil séché
1	c. à thé (5 ml) de sel de mer
1	c. à thé (5 ml) d'estragon séché
2	c. à table (30 ml) d'huile de première pression de votre choix

Dans une casserole d'eau bouillante, attendrir les asperges et le céleri pendant 5 minutes. Au mélangeur, brasser tous les autres ingrédients, sauf l'huile, jusqu'à ce que le mélange soit lisse.

Verser le mélange liquide dans la casserole avec les asperges et poursuivre la cuisson pendant environ 6 minutes. Ajouter l'huile et brasser. Au mélangeur, réduire la préparation en crème.

Servir avec du pain de blé entier.

Collation

Une pomme et un grand verre d'eau.

Souper

Pain mystère

Donne 8 portions.

1	tasse (250 ml) de lentilles moulues
1 ½	tasse (375 ml) de champignons frais, hachés
1	gros oignon, haché finement
2	gousses d'ail hachées finement
¼	tasse (60 ml) d'huile de première pression de votre choix
½	bloc de ½ lb (227 g) de tofu écrasé
1 ½	tasse (375 ml) de jus de tomate
½	tasse (125 ml) de graines de tournesol moulues
½	tasse (125 ml) de graines de lin moulues
2	c. à table (30 ml) de farine de blé entier
1	c. à thé (5 ml) de sel de mer
1	c. à thé (5 ml) d'herbes de Provence

Dans un bol, mélanger tous les ingrédients. Presser le mélange dans un moule à pain huilé et fariné. Cuire au four préchauffé à 325°F (160°C) pendant 1 heure. Laisser tiédir, démouler et couper en tranches.

Délicieux chaud, nappé d'une sauce aux tomates et accompagné de légumes variés, ou en pique-nique avec une salade et des crudités.

Collation

Une clémentine et un grand verre d'eau.

Bibliographie

AGATE, Dr et Dr Calven TRASH, *Les Hommes malades des bêtes*, Orion, 1984.

ALBERT, Dr Rolland, *La Santé sans prescription*, CAHAC Inc. Éditeur, 1989.

ALBERT, Dr Rolland, *Une vie, une santé*, CAHAC Inc. Éditeur, 1986.

BRESSE, Georges, *Morphologie et physiologie animales*, Paris, Larousse, 1968.

CHARLES, Dr Y. J. et J. L. DARRIGOL, *Guide pratique de diététique familiale*, Paris, Dangles, 1987.

CHELF HUDON, Vicki, *La Grande Cuisine végétarienne*, Montréal, Stanké, 1985.

CHERNET, Daniel, *Les Protéines végétales*, Paris, Dangles, 1986.

COLGAN, Dr Mickael, *Les Vitamines*, Montréal, Libre Expression, 1986.

DARRIGOL, Jean-Luc, *Les Céréales pour votre santé*, Paris, Dangles, 1978.

DE MONCEAUX, Lise, *Santé, beauté, longévité par les huiles essentielles*, Montréal, De Monceaux, 1979.

DEBUIGNE, Dr Gérard, *Larousse des plantes qui guérissent*, Paris, Librairie Larousse, 1974.

DOMART, Dr A. et Dr J. BOURNEUF, *Dictionnaire médical*, Paris, France Loisirs, 1976.

DRESSANT, Luc, *Connaître et utiliser les vitamines*, Andrillon, 1984.

Encyclopédie des vitamines, Horizon, 1984.

KOUSMINE, Dr C., *Soyez bien dans votre assiette jusqu'à 80 ans et plus*, Paris, Tchou Éditeur, 1980.

MARTY, Jeanne, *Le Savoir-manger*, Vie et Santé, 1987.

MÉRIEN, Désiré, *Les Clés de la nutrition*, Paris, Dangles, 1982.

MOORE LAPPÉ, Frances, *Sans viande et sans regret*, Montréal, Éditions l'Étincelle, 1976.

PARÉ, Ester F., *Manuel pratique de rééducation alimentaire*, Ester F. Paré, 1990.

PIM, Linda, R., *Nos aliments empoisonnés*, Montréal, Québec/Amérique, 1986.

POMMIER, Louis, *Dictionnaire homéopathique*, Paris, Le Livre de Poche, 1985.

ROCAN, Jean, *Médecine de demain*, Montréal, Jean Rocan, 1985.

ROBBINS, John, *Se nourrir sans faire souffrir*, Montréal, Stanké, 1990.

ROUSSIN, Lise et Mario MORENCY, *Votre assiette magique*, Montréal, Éditions L'Étincelle, 1989.

SAURY, Alain, *Les Huiles végétales d'alimentation*, Paris, Dangles, 1980.

SCHARFFENBERG, Dr John A., *Viande et santé*, Soleil, 1985.

SHELTON, Dr Herbert M., *Les Combinaisons alimentaires et votre santé*, Paris, Éditions de «La Nouvelle Hygiène»*, 1968.

STACHLE, Jacques, *Les Oligo-éléments*, N.B.S., 1989.

STARENKYJ, Danielle, *Le Bonheur du végétarisme*, Orion, 1986.

STARENKYJ, Danielle, *Le Mal du sucre*, Orion, 1988.

STARENKYJ, Danielle, *Mon petit docteur*, Orion, 1989.

VALNET, Dr Jean, *Aromathérapie*, Paris, Le Livre de Poche, 1984.

VALNET, Dr Jean, *Se soigner par les fruits et les céréales*, Paris, Le Livre de Poche, 1985.

VERDON-LABELLE, Johanne, *Soigner avec pureté*, Montréal, Éditions Fleurs sociales, 1984.

ZARAÏ, Rika, *Ma médecine naturelle*, Paris, Carrère, Michel Lafon, 1985.

La Santé par les jus, Montréal, Québécor, 1990.

Revues

Journal vert, vol. 1, n° 4, mars 1990.

L'Union médicale du Canada, vol. 118, n° 05, sept.-oct. 1989.

La Recherche, n° 214, 1989.

La Vie médicale, supplément au n° 15, 1989.

Le Journal Tau, vol. 01, n° 05, 1989.

Semaine des hôpitaux, 65ᵉ année, nᵒˢ 26-38-39, 1989.

Triangle, vol. 28, n° 1, 1988.

Index des recettes

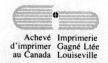

Achevé   Imprimerie
d'imprimer Gagné Ltée
au Canada Louiseville